Handbuch Sportverletzungen

W0174710

für unsere Familien

Handbuch
Sportverletzungen

Plesch / Sieven / Trzolek

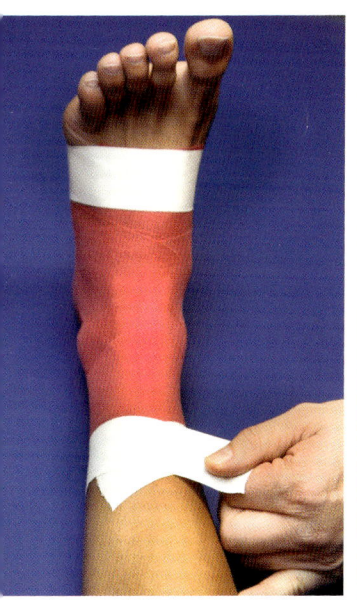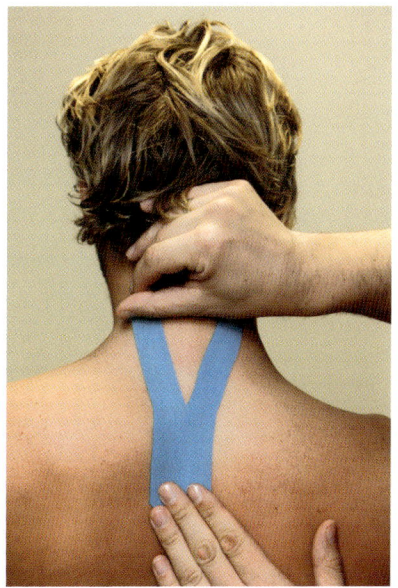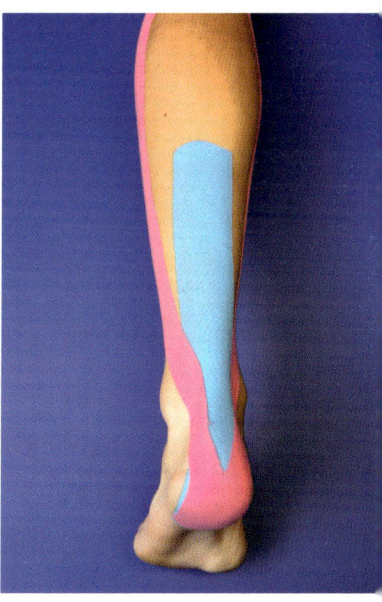

Meyer & Meyer Verlag

Papier aus nachweislich umweltverträglicher Forstwirtschaft.
Garantiert nicht aus abgeholzten Urwäldern!

Handbuch Sportverletzungen

Bibliografische Information der Deutschen Nationalbibliothek
Die Deutsche Nationalbibliothek verzeichnet diese Publikation in der Deutschen
Nationalbibliografie; detaillierte bibliografische Details sind im Internet über
<http://dnb.d-nb.de> abrufbar.

© 2009 by Meyer & Meyer Verlag, Aachen
Adelaide, Auckland, Budapest, Cape Town, Graz, Indianapolis,
Maidenhead, Olten (CH), Singapore, Toronto
Member of the World
Sport Publishers' Association (WSPA)
Druck und Bindung: B.O.S.S Druck und Medien GmbH
ISBN 978-3-89899-444-6
www.dersportverlag.de
E-Mail: verlag@m-m-sports.com

Inhalt

1 Einleitung

Sport ist in unserer, von zunehmender Freizeit geprägten Gesellschaft ein wesentlicher Faktor. Sport zu treiben ist äußerst positiv zu bewerten. Sporttreiben dient nicht nur zur individuellen Selbstbestätigung, sondern auch zur Prävention von Erkrankungen und nimmt einen bedeutenden Teil innerhalb der Rehabilitation von Verletzungen und Überlastungsbeschwerden ein.

Eine verbesserte Vermittlung der medizinisch-therapeutischen Erkenntnisse bildet die Grundlage für die Arbeit der Übungsleiter, Sportphysiotherapeuten und aller Kolleginnen und Kollegen, die sich mit der Materie Sport auseinandersetzen möchten.

Der Erwartungsdruck auf die im Sport tätigen Mitarbeiter ist sehr groß. Besonders im Falle einer Verletzung sind die Forderungen nach beschleunigter Heilung und, damit verbunden, nach einer schnelleren Rückkehr in den Sport maßgeblich am Rehabilitationsmanagement beteiligt. Auch in der Prävention müssen die Trainer und Übungsleiter sportartspezifische Überlastung erkennen und richtig beurteilen können. Sie sind gleichfalls an Erste-Hilfe-Maßnahmen und an Wiedereingliederungsstrategien des Sportlers beteiligt. Nicht nur der Leistungssportler erwartet vom medizinischen Betreuerpersonal eine kompetente Hilfe, sondern auch der Freizeitsportler möchte, optimal therapiert, möglichst schnell wieder seinen Sport aufnehmen können.

Ziel des Buches ist die Vermittlung eines Standards auf dem Gebiet der Sportverletzungen und den damit verbundenen Rehabilitationsstrategien. Der Schwerpunkt liegt auf der systematischen Darstellung ausgewählter Sportverletzungen und Überlastungsschäden. Neben der Pathologie und der funktionellen Diagnostik werden konkrete Handlungsanweisungen für die Nachbehandlung und das sportspezifische Training gegeben.

Das Buch richtet sich an alle, die sich für das Fach Sport interessieren. Es handelt sich hierbei um ein Handbuch für die Trainer und Übungsleiter, Athleten, das medizinische Betreuerpersonal und für die jungen Kolleginnen und Kollegen in den medizinischen Ausbildungsgängen, die ihren Tätigkeitsschwerpunkt in den Bereich Sport legen möchten.

Durch die einheitliche Struktur eignet sich das Handbuch als Nachschlagewerk und als Ausbildungsliteratur nachkommender Kollegen und Kolleginnen.

1.1 Allgemeine Grundsätze

Sportschäden werden durch Traumen unterschiedlichen Ausmaßes verursacht. Der Einfachheit halber unterscheiden wir zwischen Sportverletzungen, die durch Einwirkung großer Kräfte entstehen **(Makrotraumen)**, und Überlastungssyndromen, verursacht durch wiederholte **Mikrotraumen**.

Unter Überlastungsschäden (-syndromen) im Sport versteht man in der Regel eine mehr oder weniger chronische Überschreitung der Belastungstoleranz der sportlich beanspruchten, funktionell-anatomischen Strukturen des Bewegungsapparats, seiner Steuerorgane (Hormon-Nervensystem) und gelegentlich sogar des Immunsystems. Die Überlastungsursachen sind zumeist multifaktoriell und im Gegensatz zum direkten Trauma als Einzelreize unterschwellig, führen aber in Summation zum Sportschaden (Tab. 1).

Tab. 1: Sportverletzungen – Sportschaden

	Sportverletzung	**Sportschaden**
Ursache	Unfall Überbelastung	Chronische Überbelastung Bleibender Schaden
Verlauf Beschwerden	Sofortschmerz Abbruch	Unterschwelliger Schmerz Eingeschränkte Belastbarkeit
Symptomatik Therapie	Akut Notfall Med. Behandlung	Chronisch Oft Selbstbehandlung
Prognose	Wiederherstellung Dauerschaden	Funktionelle Wiederherstellung/ Dauerschaden

1.2 Wie entstehen Verletzungen?

Überlastungsschäden können beim Sportler durch langzeitige, oft einseitige körperliche Belastungen ausgelöst werden. Demgegenüber steht der akute traumatische Verletzungsfall. Akute Unfallverletzungen sind im Sport häufig und erwecken das meiste öffentliche und wissenschaftliche Interesse, denn die Ursache der Verletzung kann exakt ermittelt werden. Somit ist es leichter, die Verletzung zu definieren und nach einer angemessenen Behandlung zu suchen.

Verletzungen werden oftmals ungenügend auskuriert. Die Regenerationszeiten zwischen den Trainings- und Wettkampfbelastungen sind viel zu kurz.

Die sportspezifische Belastung wird häufig unterschätzt. Gerade in der heutigen Zeit üben immer mehr Menschen Sportarten mit unterschiedlichsten Belastungsmechanismen aus. Neben den beliebtesten Sportarten, wie z. B. Schwimmen, Radfahren, Laufen oder Fußball, werden auch Trendsportarten, wie Football oder Kitesurfen, von Sportlern aller Alterskategorien ausgeübt.

Diese Entwicklung ist nicht immer nahtlos auf den menschlichen Körper zu übertragen. Nicht alle anatomischen Strukturen sind so schnell anpassungsfähig, wie sie von den Materialien und Anforderungen der Sportarten gefordert werden. Einzelne Disziplinen sind schneller und körperlich betonter geworden. Zweikampfhärte und Fouls häufen sich hier, unabhängig vom Trainingszustand der Sportler. Die Häufigkeit der Unfallverletzten variiert natürlich sehr stark zwischen den Sportarten. Kontaktsportarten, wie Ringen, Judo, Eishockey und vor allem Fußball, weisen sicherlich mehr Unfallverletzungen auf.

Nach einer Verletzung verspürt der Sportler normalerweise einen **Schmerz**. Weitere Entzündungszeichen, wie **Schwellung, Rötung, Wärme** und **eingeschränkte Funktion,** können innerhalb weniger Minuten, oftmals aber erst nach Stunden auftreten. Untersuchungen sollten am besten als **Schnelltest** sofort nach dem Trauma oder dem Auftreten der Überlastungsbeschwerden durchgeführt werden.

Die richtige Einschätzung der Problematik und die Frühversorgung des verletzten Athleten tragen wesentlich zu einer schnelleren Rückkehr in den Sport bei.

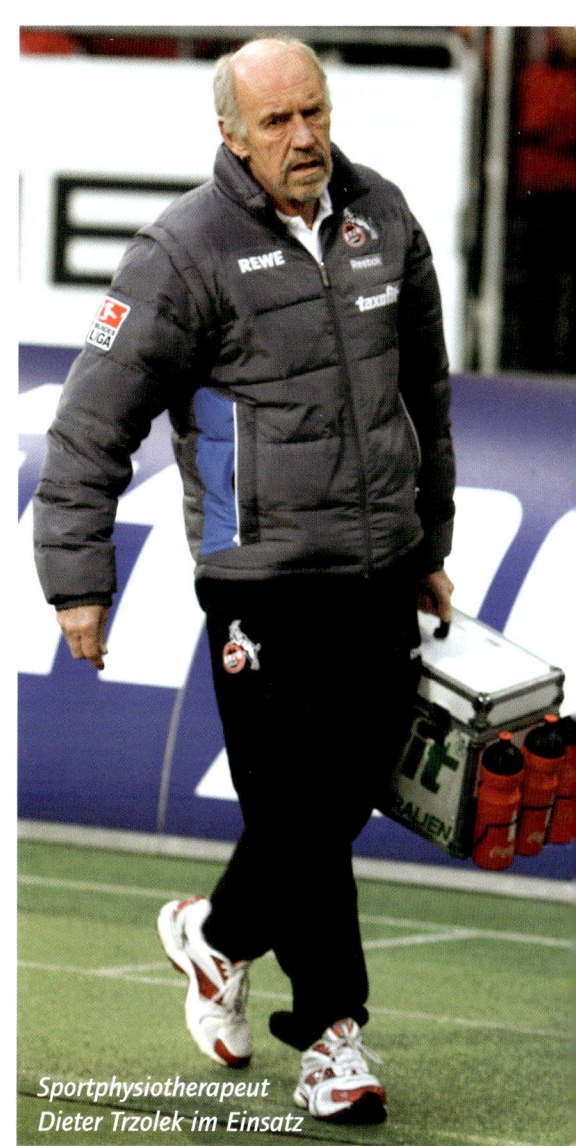

Sportphysiotherapeut Dieter Trzolek im Einsatz

> Bitte suchen Sie immer professionellen Rat und ärztliche Hilfe, um zu entscheiden, ob weitere medizinische Intervention notwendig ist.

Äußere und innere Kräfte in einem definierten Zeitraum lassen Verletzungen entstehen. Demgegenüber entwickelt sich der Sportschaden oder das Überlastungstrauma aus der Summation nicht ausgeheilter, immer wieder gesetzter, kleiner Mikrotraumen an den Strukturen des Bewegungsapparats. Der Sportschaden entwickelt sich aus einer Reihe rezidivierender Mikroverletzungen. Unterstützt werden die Veränderungen von den altersabhängigen degenerativen Anpassungserscheinungen des Körpers. Diese **endogenen** Faktoren, also körperbezogene Ursachen, sind in Bezug auf die Überlastungserscheinungen von großer Bedeutung, da viele Menschen ihre sportliche Betätigung erst oder erneut in den höheren Lebensdekaden aufnehmen.

Die Sportart selbst und das individuelle Leistungsniveau zählen zu den **exogenen** Risikofaktoren. Aus vielen Untersuchungen geht hervor, dass neben *Kontusionen* (Prellungen) und *Distorsionen* (Verstauchungen), Muskel- und Bandverletzungen, aber auch Sehnenverletzungen die häufigsten Weichteilverletzungen darstellen.

Die durch den Sport verursachten Schäden und Probleme am Bewegungssystem sind zahlenmäßig schwer zu erfassen. Mit welchem Anteil aus den statistisch festgehaltenen Traumen sich später Folgeschäden entwickeln, ist nicht bekannt.

Die Vielfalt an exogenen und endogenen Faktoren, mit denen sich der Sportler täglich auseinandersetzt, kombiniert mit Ernährungsfehlern und Defiziten in der Regeneration, trägt in hohem Maße zur Verletzungsanfälligkeit bei.

1.3   Wie vermeide ich Verletzungen?

Hippokrates sagte schon: Eure Nahrungsmittel sollen Heilmittel und eure Heilmittel sollen Nahrungsmittel sein. Es zeigt sich immer wieder, dass eine intelligente Ernährung vor Verletzungen schützen kann oder dass Verletzungen, die z. B. durch äußere Gewalteinwirkung entstehen, schneller heilen können, wenn der Sportler sich gesund und ausgewogen ernährt. Eine intelligente Ernährung verzögert die Ermüdung, schützt vor Verletzungen, fördert die Regeneration und stärkt das Immunsystem.

Allerdings ist es wichtig, das Thema Ernährung sinnvoll in ein sportspezifisches Konzept zu integrieren. Dann werden auch kleine Heißhungersünden ohne Probleme verziehen.

Wenn man diesem Heißhunger als Sportler ab und zu nachgibt, wird es sich nicht allzu schädlich auswirken und es fällt leichter, sich wieder auf die gesunde Ernährung zu konzentrieren.

In einer gesunden Ernährung sollten sich Makronährstoffe, wie Kohlenhydrate, Eiweiße, Fette und Wasser und Mikronährstoffe, wie z. B. Vitamine, Mineralien und Spurenelemente, wiederfinden:

Ausgewählte Vitamin-, Mineralstoff- und Spurenelementbeispiele:

Vitamin	Vitaminquelle
Folsäure	Blattgemüse, Zitrusfrüchte, Leber, Bohnen, Geflügel, Blumenkohl, Hülsenfrüchte
Vitamin B_6	Mageres Schweinefleisch, Hülsenfrüchte, Bohnen, Vollkornprodukte, Geflügel, Fisch, Eier, Kartoffeln
Vitamin B_{12}	Leber, mageres rohes Fleisch, Geflügel, Fisch, Eier
Vitamin A	Leber, Gemüse (vor allem Möhren, Grünkohl, Spinat), Obst
Vitamin D	Magermilchprodukte, Pilze, Fisch
Vitamin E	Weizenkeimöl, Sojabohnen, Nüsse, Mandeln, Gemüse (Paprika, Spargel, Wirsing, Schwarzwurzeln)
Selen	Paranüsse (eine Paranuss deckt den gesamten Tagesbedarf)
Ascorbinsäure (Vitamin C)	Obst (Kiwi, Apfelsinen, Mango, Erdbeeren) Gemüse (Grünkohl, Kohlrabi, Rosenkohl, Spinat, Paprika)

Fettlösliche Vitamine sind: A, D, E und K.

Wasserlösliche Vitamine sind: B_1, B_2, B_6, C, B_{12}, Niacin, Folsäure, Panthotensäure, Biotin.

Der Unterschied zwischen fettlöslichen und wasserlöslichen Vitaminen besteht darin, dass fettlösliche Vitamine im Körper gespeichert werden können, wasserlösliche Vitamine mit dem Urin wieder ausgeschieden werden.

Mineralstoffe	Mineralstoffquelle
Kalzium	Magermilch, Naturjoghurt, Gemüse (Spinat, dunkelgrün gefärbtes Gemüse)
Kalium	Bohnen, Gemüse (Spinat), Bananen
Magnesium	Getreide (Hirse, Haferflocken, Gerste), Naturreis, Weizenvollkornmehl, Bohnen, Erbsen, Bananen, Spinat

Spurenelemente	Spurenelementquelle
Phosphor	Käse (Parmesan), Lachs, Innereien, Brot, Bohnen, Erbsen
Jod	Lebertran, Garnelen, Kabeljau, Seelachs, Schellfisch, Brokkoli, Möhren
Eisen	Leber, Hirse, Vollkornbrot, Erbsen, Linsen, Spinat, Bataten (Süßkartoffeln)
Kupfer	Emmentaler, Scholle, Leber, Hirse, Haferflocken, Weizenvollkornbrot, Pfifferlinge
Mangan	Haferflocken, Reis, Roggen, Bohnen, rote Beete, Spinat, Heidelbeeren, schwarzer Tee
Zink	Camembert, Edamer, Ente, Pute, Rindfleisch, Leber, Hafer, Weizen, Erbsen, Linsen
Fluor	Fisch, Leber, Vollkornbrot, Sojabohnen, Spinat, Kartoffeln

Eiweiße sind sowohl in tierischer als auch in pflanzlicher Nahrung enthalten. Das Nahrungseiweiß wird im Verdauungstrakt durch Enzyme in Aminosäuren gespalten. Diese gelangen über das Blut in die Körperzellen und werden dort für den

Aufbau der körpereigenen Eiweiße verwendet. Der größte Eiweißspeicher des Körpers ist die Muskulatur. Ein weiterer Eiweißspeicher ist die Leber, das zentrale Stoffwechselorgan.

Essenzielle Aminosäuren sind:
- Valin
- Phenylalain
- Leucin
- Isoleucin
- Threonin
- Trytophan
- Methionin
- Lysin

Für Säuglinge ebenfalls essenziell
- Arginin
- Histidin

Nicht essenzielle Aminosäuren sind:
- Alanin
- Asparagin
- Asparaginsäure
- Cystein
- Glutamin
- Glutaminsäure
- Glycin
- Histidin
- Prolin
- Serin
- Tyrosin

Vorkommen der Aminosäuren *(Beispiele)*

Tierisch	Pflanzlich
Milch, Hartkäse, Forelle, Rotbarsch, Huhn, Pute, Wild, Schweineschnitzel, Rinderfilet	Weizenvollkorn, Bohnen, Erbsen, Linsen, Sojabohnen

Wichtig für das Herz-Kreislauf-System ist die Zufuhr von Obst und Gemüse.
Beachten Sie aber! Äpfel können, abends eingenommen, schwer verdaulich sein.

Da wir täglich vielen Umweltgiften ausgesetzt sind, sollten wir über unsere Ernährung unseren Körper, so gut es geht, entgiften, z. B. mit Blumenkohl, Brokkoli, Weißkohl, Wirsing, Rotkohl und zusätzlich Antioxidanzien. Vitamin A, D, E und Selen (eine Paranuss deckt den täglichen Bedarf an Selen) unterstützen die immunologische Abwehrfunktion des Körpers. Für unser Skelettsystem brauchen wir Kalzium und Vitamin D, welche in allen Magermilchprodukten enthalten sind.

Um Entzündungen im Körper entgegenzuwirken, können wir auf entzündungshemmende Lebensmittel wie: Schalotten, Zwiebeln, Schnittlauch, Knoblauch zurückgreifen.

Zusätzlich zugeführte Omega-3-Fettsäuren, z. B. in Hering, Sardelle, Scholle und Schellfisch, unterstützen diesen Prozess. Reduzieren Sie stoffwechselbelastende Produkte, z. B. koffeinhaltige Getränke, raffinierte Kohlenhydrate, fettes Fleisch, Butter usw.

Entzündungshemmend wirkt Kirschsaft; ein 0,25 l täglich kann schon ausreichen, um Entzündungen erfolgreich entgegenzuwirken. Der in den Kirschen enthaltene Wirkstoff Anthocyanidine kann durch seine entzündungshemmende Wirkung bei Rheuma oder Gichterkrankungen genutzt werden.

Zur Ernährung gehört aber auch die Flüssigkeitsaufnahme. Hier gilt grundsätzlich, der Durst allein darf nicht der Maßstab für die zu trinkende Flüssigkeit sein. Als Pauschalregel kann man sagen, ca. 2,5 l Flüssigkeit pro Tag sollte zugeführt werden. Optimal wäre kohlensäurereduziertes Wasser oder ein Wasser-Apfelsaft-Gemisch. Wenn man dem Körper zu wenig Flüssigkeit zuführt, werden Stoffwechselvorgänge fehlgesteuert. Die Folge ist, dass die Muskulatur eine größere Menge Laktat als Blut abgibt und die Leistungsfähigkeit sinkt.

Natürlich können im Sport Fitness- bzw. Energiegetränke eingesetzt werden, notwendig ist das aber nicht. Wassergetränke oder Apfelschorle erfüllen ihre Aufgabe genauso. Mit einer gesunden, intelligenten Ernährung kann der Körper sehr gut für den Sport vorbereitet werden. Natürlich kann aber nicht in allen Fällen auf pharmazeutische Mittel verzichtet werden. Grundsätzlich muss dann gelten: Bei unklaren Beschwerden immer zuerst den Arzt aufsuchen! Zu einer vernünftigen Verletzungsprophylaxe gehört aber nicht nur die Ernährung, sondern auch eine gezielte vernünftige Vorbereitung auf die sportliche Aktivität. Dazu gehört z. B. auch die Kleidung des Sportlers, die optimal auf seinen Sport und die Witterungsverhältnisse abgestimmt sein sollte. Dazu gehört das Tragen von Schienbeinschonern oder

Knieschonern, je nach Sportart und das nicht nur im Spiel, sondern auch im Training. Optimieren Sie bei allen Laufsportarten ihre Schuhversorgung und dazu gehört auch die Pflege und die rechtzeitige Erneuerung der Ausrüstung. Der mental starke Sportler wird sich nicht so schnell Verletzungen zuziehen, wie der Sportler, der mit seinen Gedanken noch ganz woanders ist, deshalb ist eine optimale Einstellung auf das sportliche Ziel wichtig.

Je nach Sportart sollte ca. drei Stunden vor dem Training oder Wettkampf die letzte größere Mahlzeit erfolgen. Diese Mahlzeit sollte möglichst sportartgerecht kohlenhydrat- und eiweißreich angereichert sein. Möglichst wenig Fett sollte man in dieser Phase zu sich nehmen und viel trinken. Auch nach der sportlichen Aktivität ist ein Auffüllen der Kohlenhydratspeicher wichtig. Kurz vor der sportlichen Aktivität kann der Sportler dann noch eine ergänzende Mahlzeit zu sich nehmen, evtl. ein Stück trockenen Kuchen. Wichtig ist, dass jetzt keine schwer verdaulichen Nahrungsmittel aufgenommen werden.

Magnesium ist für die Muskulatur sehr wichtig. Es sollte aber nach Möglichkeit abends eingenommen werden, da Magnesium entspannend auf die Muskulatur wirkt und somit vor der sportlichen Aktivität (Sprintbelastungen) genau die falsche Wirkung erzielen würde. Wenn doch mal eine Verletzung auftritt, ist es ganz wichtig, dass diese Verletzung richtig auskuriert wird. Wenn zu früh mit der sportlichen Belastung wieder begonnen wird, ist die Gefahr von Folgeverletzungen, Folgeschäden sehr hoch. Außerdem gilt: Es gibt keine kleinen Verletzungen. Selbst die kleinste Blase kann erhebliche Folgeschäden nach sich ziehen, wenn sie nicht richtig behandelt wird. Jede Verletzung, jede Blessur ist ernst zu nehmen und muss sofort behandelt und nachkontrolliert werden.

1.4   Tipps zum Auf- und Abwärmen

Neben den unmittelbaren Trainingsmaßnahmen (z. B. Periodisierung, Zyklisierung, Auswahl von Trainingsinhalten) sind die sogenannten *trainingsbegleitenden Maßnahmen* in ihrem Wert für die Steuerung, Regelung der Leistungsfähigkeit nicht zu unterschätzen.

Unter diesen Maßnahmen werden hier in erster Linie diejenigen angeführt, die der Beschleunigung des Regenerationsprozesses nach Trainings- oder Wettkampfbelastungen dienen können. Angesichts des heutigen Trainingsumfangs und der damit verbundenen hohen Dichte von Trainingseinheiten dürfen die Erholungsprozesse sich nicht selbst überlassen bleiben, sondern müssen durch zusätzliche Maßnahmen gezielt unterstützt werden. Da die Ermüdung während der Belastung sich auf verschiedene Funktionssysteme des menschlichen Organismus erstreckt, sind die begleitenden Maßnahmen natürlicherweise auch recht vielgestaltig.

Grundsätze und Muster eines Aufwärmprogramms

Ziel: Optimale psychophysische Verfassung schaffen, Verletzungsprophylaxe.

Dauer: Ca. 30-40 Minuten

Hohe Aktivierung, keine Monotonie

Koordinative Leistungsbereitschaft:

Maximale Bewegungsgeschwindigkeit, „Einschleifen" der intra- und intermuskulären Koordination (Technik).

Physische Leistungsbereitschaft: Maximale Intensitäten.

Energiebereitstellung: ATP und CP, keine Glykolyse eingehen, Laktat nicht über 3 mmol/l.

Variable Aufgabenstellungen:
Zwischen Aufwärmen und Wettkampf etwa 6-8 min **„Beruhigung"** (kein Wärmeverlust).

Aufwärmverlauf für alle Sportarten:
1. Ca. 5 min Traben (Intensität über Fettverbrennung).
2. Ca. 10 min Stretching über alle Gelenke.
3. 5-10 min koordinative Imitationsübungen, Serien à 30-60 s mit 60-90 s Pause, submaximal (Laktatspiegel 2 mmol/l).
4. Ca. 5 min disziplinspezifische Bewegungen, maximal mit 30-60 s Pause (Laktatspiegel höchstens 3 mmol/l).
5. 5-10 min Wettkampfübungen/-bewegungen (wie 4.), wenn notwendig, mit Partnern (in Kampfsportarten) und taktischen Einstellungen; maximale Intensitäten von 5-15 s Dauer mit 30-60 s Pause.
6. Beruhigung 6-8 min.

Aufwärmen

Aufwärmen verbessert die sportliche Leistungsfähigkeit und hilft, Verletzungen zu vermeiden. Über allgemeine (große Muskelgruppen, unspezifische Übungen) und spezielle (Muskeln des speziellen Bewegungsablaufs) Aufwärmprogramme wird versucht, die psychophysische Leistungsbereitschaft zu erhöhen.

Die Wirkungen des aktiven Aufwärmens (Bewegungs- und Dehnungsübungen) sind sehr vielseitig: Erhöhung der Muskeltemperatur (von ca. 34° C in Ruhe auf ca. 40 °C) und damit Verbesserung der elastischen und viskosen Eigenschaften des Muskels, Beschleunigung der Stoffwechselprozesse und damit der Energiebereitstellung wegen erhöhter Körpertemperatur (Optimaltemperatur 38,5° C-39° C; ca. 13 % Steigerung der Stoffwechselrate bei Temperaturerhöhung um 1° C), Erhöhung der Herz-Kreislauf-Funktion und damit verbesserter Sauerstoff- und Nährstofftransport, Optimierung neuromuskulärer Abläufe (Erhöhung der Nervenleitgeschwindigkeit, gesteigerte Empfindlichkeit der Propriorezeptoren) und Verbesserung psychischer Leistungsvoraussetzungen (Wachzustand, Hemm- und Erregungszustände). Gerade bezüglich des letzten Einflussbereichs hat das Aufwärmen eine Bedeutung als Regulationsinstrument bei Wettkämpfen. Das gesteigerte Wachsein verbessert die Koordination. Übertriebene Nervosität (Startfieber) und auch psychische Hemmzustände können günstig beeinflusst werden.

Zeitdauer und Intensität des Warm-ups richten sich ganz nach den Bedürfnissen, auf die vorbereitet wird. So sind die Unterschiede in Aufwärmprogrammen für Schnelligkeits-/Schnellkraftdisziplinen (Dehnfähigkeit, schnelle Reaktions- und Aktionsfähigkeit), für Ausdauerdisziplinen (gesteigerte Herz-Kreislauf-Tätigkeit) und für technisch-koordinative Disziplinen (gesteigerte Aufmerksamkeit) recht deutlich. Die Aufwärmzeit schwankt im Allgemeinen zwischen 15 und 60 min. Die Zeitdauer bestimmt nicht nur den Erwärmungsgrad, sondern auch die Wirkungsdauer. Der optimale Zeitabstand zwischen Aufwärmen und folgender Belastung liegt bei 5-10 min; nach 20 min ist eine deutliche Verminderung des Effekts festzustellen. Die Intensität ist so zu gestalten, dass es zu keiner unnötigen Laktatanhäufung kommt. Sowohl aus Intensitätsgründen als auch aus Gründen der optimalen Wirkungsdauer ist folglich für ein volles Erwärmen eine Zeitspanne von mindestens 20-30 min notwendig.

Auslaufen

Der Sinn dieser körperlichen Aktivität ist primär die beschleunigte Beseitigung von Stoffwechselschlacken, die über das Blut- und Lymphgefäßsystem erfolgt. Untersuchungen haben gezeigt, dass aktive Muskelarbeit eine höhere Durchblutungssteigerung (ca. 6fach) als eine passive Maßnahme (Massage, ca. 1,5-2fach) bewirkt. Der Blutlaktatspiegel nach Laufbelastungen wird auch durch ein halbstündiges Auslaufen wesentlich schneller beseitigt.

Neben der erhöhten Anflutung von Stoffwechselprodukten laufen in der ersten Nachbelastungsphase (ca. zwei Stunden) auch wesentliche Prozesse für die Stabilisierung der Homöostase ab.

Auch diese werden durch körperliche Aktivität geringer Intensität (30-50 % der Maximalleistung, unter der aeroben Schwelle) und einen zeitlichen Umfang von ca. 15-20 min positiv beeinflusst. Die „Auslauf"-Übungen sollten neben der durchblutungsfördernden Wirkung auch Lockerungs- und Entspannungseffekte auf die Muskulatur haben (Lockerungsgymnastik).

1.5 Epidemiologie – statistischer Einblick

Über 40 Millionen Sporttreibende, schätzt man, gibt es in Deutschland. Weit über die Hälfte ist in Vereinen und damit im Deutschen Olympischen Sportbund (DOSB) organisiert. Dabei stehen die Fußballer mit mehr als fünf Millionen Aktiven an der Spitze. Die Zahl der Freizeitläufer wird auf über 10 Millionen geschätzt.

Überlegungen und Einschätzungen zur Gesundheit und zu den Störungen der Gesundheit müssen sich an epidemiologischen Daten orientieren. Der Anteil der Sportunfallverletzungen am Gesamtunfallaufkommen liegt bei etwa 25-30 % *(vgl. Bundesamt für Statistik Untersuchung: Menke, 2001)*. Umgerechnet würde dies eine Zahl von Sportverletzungen von über 1,5 Millionen ergeben.

A ÜBERBLICK ÜBER MÖGLICHE SPORTVERLETZUNGEN

2 Erste Hilfe

Mit der Darstellung und der Beschreibung einzelner Verfahren in der Ersten Hilfe möchten wir Sie anregen, die notwendigen Maßnahmen hin und wieder zu üben und im Umgang mit den Materialien sicherer zu werden.

> **Denken Sie daran, Ihre Hilfe kann Leben retten und Rehabilitationsmaß-nahmen optimal vorbereiten.**

Unter dem Begriff „Erste Hilfe" versteht man alle Hilfeleistungen, die im Falle einer Verletzung/Notfall bis zum Beginn professioneller Behandlungen zu leisten sind.

Geschlossene Verletzungen der Haltungs- und Bewegungsorgane:

PECH-Schema nach Blömer
- **P**ause: Abbruch der sportlichen Tätigkeit, Untersuchung zur Schadensfeststellung.
- **E**is-„Wasser" zur Schmerzlinderung: Kompressionsverband mit Eiswasser oder kaltem Wasser anfeuchten, sofern keine offene Wunde besteht.
- **C**ompression: Druckverband mit mäßiger Spannung.
- **H**ochlagerung des verletzten Körperabschnitts, gegebenenfalls weitere Diagnostik einleiten (Röntgen, Ultraschall).

2.1 Erstversorgung

Nasenbluten
Mit nach vorne gebeugtem Oberkörper sitzen und eine Kühlkompresse in den Nacken legen. Die Nase nicht zuhalten, sondern ein Taschentuch oder einen nassen Waschlappen locker vor die Nase halten und durch den Mund weiteratmen. Nasenbluten kann durch hohen Blutdruck oder bei falscher Atmung bei Kraft- bzw. Gerätetraining auftreten.

Blasenbildung

Vorbeugende Schutzkleidung tragen. Aufkleben von Compeed® Blasenpflastern. Kleine Blasen nur durch Schaumgummiteile hohllegen. Große Blasen mit steriler Kanüle aufstechen, um eine Druckentlastung zu schaffen und mit Wundpflaster abdecken. Eine Blase nie mit der Schere komplett aufschneiden, da sonst leicht Entzündungen entstehen.

Hämatom unter dem Fingernagel

Sofortiges Kühlen des Fingers reduziert die Hämatombildung. Bei ausgeprägtem Hämatom unter dem Nagel kann es zu einer Schädigung des Nagelbetts kommen. Zur Druckentlastung des Fingernagels durch vorsichtiges, langsames Drehen einer Kanüle den Nagel durchbohren. Das Hämatom entleert sich spontan. Durchbohrte Stelle desinfizieren und mit Wundverband abdecken.

Blutblase durch Quetschung

Sofortiges Kühlen. Anschließend die Blase mit einer sterilen Kanüle öffnen. Zur Druckentlastung die Haut nach außen straffen und anschließend mit Wundverband abdecken. Blutblasen nie ausdrücken.

Wundsein der Haut

Durch z. B. aneinanderreibende Körperteile. Prophylaktisch am Oberschenkel Radlerhosen tragen oder Oberschenkel mit Hautfunktionsöl einreiben. Kunstfasern meiden. Patientinnen sollten auf einen gut sitzenden BH achten. Bei Wundsein entsprechend Wundsalbe auftragen und an der Luft trocknen lassen. Beim Verkleben mit Textilien diese nicht abreißen, sondern befeuchten und schonend abziehen.

Wundreiben der Brustwarze

Z. B. beim Laufen durch Reibung der Textilie an der Brustwarze. Abkleben der Brustwarze oder diese vorher mit Vaseline einreiben. Beim Training evtl. brustfreie Trainingshemden tragen.

Seitenstiche

Sie können beidseitig im Bereich der unteren Rippen auftreten und gehen mit krampfartigen, stechenden Schmerzen einher. Ursache dieser Verkrampfung sind z. B. zu starke Trainingsbelastungen, Training zu kurz nach Mahlzeiten oder eine falsche Atemtechnik.

Zur Therapie muss das Training, z. B. die Laufgeschwindigkeit, reduziert werden oder eine Pause eingelegt werden. Bei intensiver Einatmung wird der Oberkörper aufgerichtet, beim Ausatmen wird der Oberkörper nach vorne gebeugt, um das betroffene Gebiet zu entspannen.

2.1.1   Hautverletzungen und Wundversorgung

Offene Wunden kommen bei Sportlern sehr häufig vor, besonders in Sportarten, die von Körperkontakt bestimmt sind, wie Fußball, Eishockey usw. Auch Sportler, die häufig auf harte Unterlagen stürzen, wie Radfahrer und Handballer, sind gefährdet. Ausmaß und Schwere einer Wunde ist von ihrem Entstehungsmechanismus bestimmt. Man unterscheidet Schnitt-, Quetsch-, Riss-, Schuss- und Schürfwunden.

Die Wundversorgung, die hier angesprochen wird, bezieht sich auf die zahlreichen kleinen Verletzungen der Haut, im Wesentlichen also Verletzungen,
* bei denen es nicht zu einer vollständigen Kontinuitätstrennung der Haut kommt, und
* tiefere, die Haut durchdringende Verletzungen, deren Öffnung 1-2 cm nicht überschreiten.

Die Wunde ist eine örtliche Weichteilverletzung; sie hat aber auch auf den Gesamtorganismus Rückwirkungen, die von der Lokalisation und Größe abhängig ist.

Wundreinigung
Jede Wunde muss zuerst sorgfältig untersucht werden, ob sich Fremdkörper in ihr befinden. Die Fremdkörper sind mit einer anatomischen Pinzette, oder, wenn kein Instrument zur Verfügung steht, mit einem in Desinfektionsmittel getränkten Mulltupfer zu entfernen. Das Aus- und Abreiben der Wunde muss vermieden werden, weil sich sonst die Gefahr der Infektion erhöht.

Wunddesinfektion
Nach der Wundinspektion sind die Wundränder und die Wunde selbst zu desinfizieren, denn jede Wunde ist ein potenzieller Infektionsherd. Als wirksame Mittel haben sich Mercuchrom® und Merfen® bewährt. Jod besitzt zwar eine starke Wirkung, ist aber wegen seiner schmerzhaften Reizungen und allergischen Symptomatik bedenklich. Aus Sicht des Arztes ist eine aktive Immunisierung gegen Wundstarrkrampf mit Tetanol® anzustreben.

Oberflächige Wunden
Bei oberflächigen Schürfwunden genügt eine Desinfektion mit genannten Präparaten innerhalb der ersten Stunden. Die anschließende Lufttrocknung führt schnell zu einer stabilen Wundschorfbildung. Schürfwunden, die unter der Kleidung liegen, sind mit Wundverband abzudecken.

Riss-, Platzwunden, Blutstillung
Größere und tiefere Schürfwunden sowie Riss- und Platzwunden werfen zunächst das Problem der lokalen Blutstillung auf. Dies geschieht am besten durch eine mehr-

schichtig aufgelegte Mullkompresse, die nicht mit der Wunde verklebt und unter Kompression angelegt wird. Bei nicht zu stillenden Sickerblutungen kann Clauden-Gaze® aufgelegt werden. Klaffende, glattrandige Wundränder werden mit einer Naht oder Klammerungen fixiert. Die Wunde kann anschließend mit Sofra-Tüll® (ein mit lokalanästhesierender und antibakterieller Salbe getränkter Gittertüll), oder More Skin® (Kunsthaut) abgedeckt werden.

Wundinfektion

Stark verschmutzte Wunden, die durch Rötung und Schwellung eine Infektion signalisieren, können mit bakteriziden Salben, z. B. Nabcetin®, behandelt werden. Orale Gabe von Immunstimulanzien, z. B. Esberitox®, oder, wenn nötig, von Antibiotika, unterstützen die Therapie. Dennoch sollte mit einer infizierten Wunde kein Sport mehr getrieben werden. Diese Infektion kann streuend andere Körperorgane beeinflussen und somit auch zu späteren Problemen an inneren Organen (Herzmuskelentzündung) und am Bewegungsapparat (Achillessehnenentzündung) führen.

Verbandwechsel

Ein Verband sollte so wenig wie möglich gewechselt werden. Da während sportlicher Betätigung Verbände nötig sein können, wird nach dem Duschen auf jeden Fall der Verband erneuert. Bei starker mechanischer Belastung kann die Wunde mit einem Ring aus Schaumstoff, z. B. Artifoam®, hohlgelegt werden. Ist der Verband mit der Wundoberfläche verklebt, wird der Wundbelag mithilfe eines warmen Wasserbades abgelöst.

Wundheilung

Die Wundheilung verläuft in drei Phasen. Die eigentliche Wundphase dauert vom ersten bis zum vierten Tag; sie wird als **exsudative** oder **entzündliche** Phase bezeichnet. Nach einer Gewebeverletzung mit Gewebetrümmern und Blut im Wundbett wehrt sich der körpereigene Regelmechanismus und leitet sofort Heilungsvorgänge ein.

Proliferationsfaktoren beschleunigen die Zellteilungsrate der Endothelzellen (Gefäßwundzellen) und der Thrombozyten; beides führt zu einer gefäßabdichtenden Wirkung. Lokale Bindegewebezellen, Plasmazellen, Monozyten und Leukozyten nehmen Bruchstücke der Zelltrümmer auf und bauen sie ab. Fibrin verklebt die Wundränder. Bereits nach 24 Stunden sprießen Fibroblasten und Kapillaren in das Wundbett.

Die Heilphase beginnt etwa mit dem fünften Tag: Sie wird auch als **Kollagenphase** oder **proliferative Phase** bezeichnet, da jetzt die Fibroblasten Kollagen synthetisieren. Mit Zunahme der kollagenen Fasern erhöht sich die Reiß- und Dehnfähigkeit der Wunde.

Mit zunehmender Ausdifferenzierung der kollagenen Fasern kommt es zur Wasserabgabe, zur Kontraktion des Wundgewebes und die Wundränder ziehen sich zusammen. An der Oberfläche der Wunde wachsen Epithelzellen unter Zellneubildung zusammen und schließen die Wunde bei nahe gelegenen Wundrändern in 6-8 Tagen. Nach abgeschlossener Deckung des Hautdefekts wird der Schorf abgestoßen. Nach 14 Tagen kann jede nicht infizierte Wunde voll durch Zug und Dehnung belastet werden.

In der dritten Phase, der **Differenzierungsphase**, bilden sich Kapillaren und Fibroblasten zurück, die kollagenen Bündel werden dicker und dichter und ordnen sich in Hauptspannungsrichtungen. Die vorher rötliche Narbe blasst ab und zeigt Tendenzen zu fortschreitender Schrumpfung. Die Heilung und Wundversorgung ist damit abgeschlossen.

Prophylaxe

Jede Verletzung sollte kurzfristig oder auf Dauer durch entsprechende Schutzmaßnahmen verhindert oder zumindest gehindert werden. Schutzhelme, Handschuhe, Schienbeinschoner und Gelenkschoner schützen den Athleten in Sportarten mit entsprechender Anfälligkeit. Es können aber auch weitaus weniger spektakuläre Hautirritationen zu einer Behinderung im Sport führen. Hautblasen durch verstärkte Reibung der Schuhe oder des Sportgeräts, z. B. Hockeyschläger oder die Reizung der Mamille durch erhöhte Reibung des Trikots beim Marathonlauf, können durch vorheriges „Abkleben" vermieden werden.

Schnitt- und Schürfwunden

Waschen Sie Ihre Hände gründlich mit Wasser und Seife, bevor Sie ein Pflaster aufkleben. Noch besser: Ziehen Sie sich Einmalhandschuhe über, um Infektionen zu vermeiden. Säubern Sie die Wunde vorsichtig unter kaltem, fließendem Wasser und wischen Sie sanft Verunreinigungen aus der Wunde. Wischen Sie dabei immer aus der Wunde heraus, nie in die Wunde hinein. Sollten sich Fremdkörper unter der Haut festgesetzt haben, versuchen Sie nicht, diese selbst zu entfernen. Überlassen Sie dies einem Arzt. Trocknen Sie die Schnitt- und Schürfwunde vorsichtig. Die Wunde sollte mit einem Hansaplast®-Pflaster oder einer Kompresse abgedeckt und geschützt werden. Verringern Sie das Risiko einer Narbenbildung und beschleunigen Sie die Wundheilung durch ein Pflaster mit feuchter Wundheilung.

Brandwunden

Halten Sie die verbrannte oder verbrühte Stelle mindestens 10 min unter kaltes, fließendes Wasser. Dann trocknen Sie diese vorsichtig. Legen Sie kein Eis auf die Wunde, weil es im betroffenen Gewebe sonst zu Erfrierungen kommen kann. Sie können die Wunde zusätzlich mit Wasser und einem Wundreinigungstuch reinigen.

2.2 Betreuerkoffer

Koffer gibt es aus unterschiedlichen Materialien, in verschiedenen Größen, zum Tragen oder als Rucksack mit und ohne integrierte Eisbox. Einige Koffer werden inklusive Füllung verkauft, jedoch ist es preisgünstiger und sinnvoller, einen leeren Koffer mit eigenen Mitteln, die dem Verletzungs- und Betreuungsbereich entsprechen, auszurüsten.

Der Koffer sollte leicht, handlich und übersichtlich sein. Die Aufteilung sollte durch Schlaufen und Fächer veränderbar sein und den Inhalt fixieren. Die äußere Hülle sollte wasserdicht und leicht zu reinigen, das Innere hygienisch abwaschbar sein. Für den Einsatz auf dem Spielfeld empfiehlt sich eine separat gepackte, kleine Gürteltasche für die Erstversorgung. Zusätzlich zum Betreuerkoffer empfiehlt sich eine kleine Eisbox für Natureis, Kältekompressen, Kältebinden und Eisschwämme.

Vorschlag für den Inhalt eines Betreuerkoffers	
Handtuch	Nagelschere/Feile
Verbandwatte	Fieberthermometer
Taschentücher	
Verbandmull (6 cm/8 cm)	
Sofra Tüll®	
Dreiecktuch	
Klammerpflaster	
Wunddesinfektionsmittel	
Wundpflaster	
Wundbenzin	
Seife	
Kohäsive Fixierbinden (6 cm/8 cm)	
Elastische Binden (6 cm/8 cm)	
Elastische Klebebinden (6 cm/8 cm)	
Tape (3,75 cm)	
Tape (2 cm)	
Kinesio Tape	
Kaschierter Schaumstoff	
Fixomull Stretch	
Sprühkleber	

Vaseline
Cryo-Spray

JHP-Öl
Sportsalben
Sportfluid
Massageöl

Anatomische Pinzette
Verbandschere
Einmalrasierer
Latex-Handschuhe
Blutstillende Watte (Clauden)
Holzspatel
Spritzen/Kanülen

Medikamente nur nach Rücksprache mit dem Arzt und in Abstimmung mit der Dopingliste!

- Schmerztabletten
- Schnupfenmittel
- Durchfall
- Halsschmerzen
- Husten
- Augentropfen
- Ohrentropfen
- Reiseübelkeit

Medikamentenangaben sind Beispiele und keine Empfehlungen. Bitte beachten Sie unseren Hinweis, sich immer ärztlichen Rat einzuholen!

Erläuterung des Inhalts (Betreuerkoffer)

- **Handtuch:** Zum Trocknen der Hände.
- **Verbandwatte:** Saugfähiger Verbandstoff zum Abpolstern bei Verletzungen.
- **Verbandmull:** Wundabdeckung, für lokalen Druckverband.
- **Kohäsive Fixierbinden:** Als Unterverband und zum Fixieren von Formteilen.
- **Wundpflaster:** Als Wundabdeckung.

- **Elastische Binden:** Als Druckverband, Stützverband, Befestigung von Kältekompressen.
- **Elastische Klebebinden:** Als Kompressions-, Stütz- und Entlastungsverband.
- **Tape:** Unelastischer Klebeverband für funktionelle Verbände.
- **Kaschierter Schaumstoff:** Zum Auspolstern von Knochenvorsprüngen, zur Kompression, als Salbenträger.
- **Klammerpflaster:** Zum Adaptieren kleiner Riss- und Schnittwunden.
- **Fixomull Stretch:** Zum Fixieren von Kompressen.
- **Compeed® Blasenpflaster:** Zum Abkleben offener Blasen.
- **Sprühkleber:** Zur Verbesserung der Klebeeigenschaft von funktionellen Verbänden, als Haut- und Haarschutz bei funktionellen Verbänden.
- **Anatomische Pinzette:** Zum Entfernen von Fremdkörpern.
- **Verbandschere:** Zum Zuschneiden von Formteilen, zum Entfernen von Kleberverbänden.
- **Einmalrasierer:** Zum Entfernen von Körperbehaarung.
- **Blutstillende Watte (Clauden):** Zur schnellen Blutstillung bei kleineren Platz- und Risswunden, bei Nasenbluten.
- **Holzspatel:** Zum Auftragen von Salben und zum Schienen von Fingern.
- **Nagelschere/Feile:** Zum Kürzen und Begradigen von Fuß- und Fingernägeln.
- **Fieberthermometer:** Zum Messen der Körpertemperatur.
- **Wunddesinfektionsmittel (Mercuchrom®):** Zur schmerzlosen Wunddesinfektion.
- **Sofra Tüll®/More Skin®:** Antiseptische, nicht mit der Wunde verklebende Wundauflage.
- **Wundbenzin:** Zum Reinigen und Entfetten der Umgebung einer Wunde, zum Entfernen von Kleberesten von der Haut.
- **Zellstofftaschentücher:** Zum Schnupfen, als saugfähige Auflage bei blutenden Wunden.
- **Vaseline:** Schutz gegen Wundreiben, zur verbesserten Verbandabnahme mit der Verbandschere.
- **Seife:** Zum Waschen der eigenen Hände, zum Vorbereiten der Haut vor Verbänden.
- **Japanisches Minzöl (JHP):** Als belebende und erfrischende Einreibung, zur Verbesserung der Nasenatmung.
- **Augenklappe:** Zum Abdecken eines oder beider Augen bei Augenverletzung.
- **Dreiecktuch:** Zum Erstellen z. B. einer Armschlinge.
- **Sportsalbe (z. B. Dolobene Gel®):** Für die Akutversorgung frischer, geschlossener Verletzungen.
- **Sportsalbe (z. B. Röwo Salbe 2®):** Hyperämisierend für die Spätversorgung von Sportverletzungen.
- **Kryospray, Chloräthylspray:** Zur lokalen, kurzfristigen Analgesie geschlossener Traumen.
- **Massageöl (leicht wärmend):** Als Gleitmittel für Vor-, Zwischen- und Regenerationsmassagen.

- **Sport Fluid** als erfrischende Abreibung nach der Massage und in der Halbzeitpause.
- **Medikamente** nach Rücksprache mit dem Arzt und in Abstimmung mit der Dopingliste.
- **Soventol Gel®:** Zum Auftragen bei Insektenstichen.
- **Sonnenschutzcreme (wasserfest):** Mit hohem Lichtschutzfaktor bei Training im Freien.
- **Schweizer Messer (mit vielen „Werkzeugen"):** Zum Festdrehen von Schrauben am Schutzhelm usw.
- **Skalpell:** Zum Abschneiden von Hautfetzen bei Blasen, zum Eröffnen von „dicken" Blasen.
- **Kanüle:** Zum Eröffnen „dicker" Blasen, zum vorsichtigen Durchbohren des Fingernagels als Druckentlastung bei frischen Hämatomen unter dem Nagel.
- **Tape Cutter:** Zum Abnehmen funktioneller Verbände.
- **Latex-Handschuhe:** Als Hautschutz bei blutenden Wunden.
- **Müsli-Riegel und Traubenzucker:** Bei plötzlichem Hunger und Unterzuckerung.
- **Tampons**
- **Schnürsenkel**

2.3   Trickkiste der Sportlerbetreuung

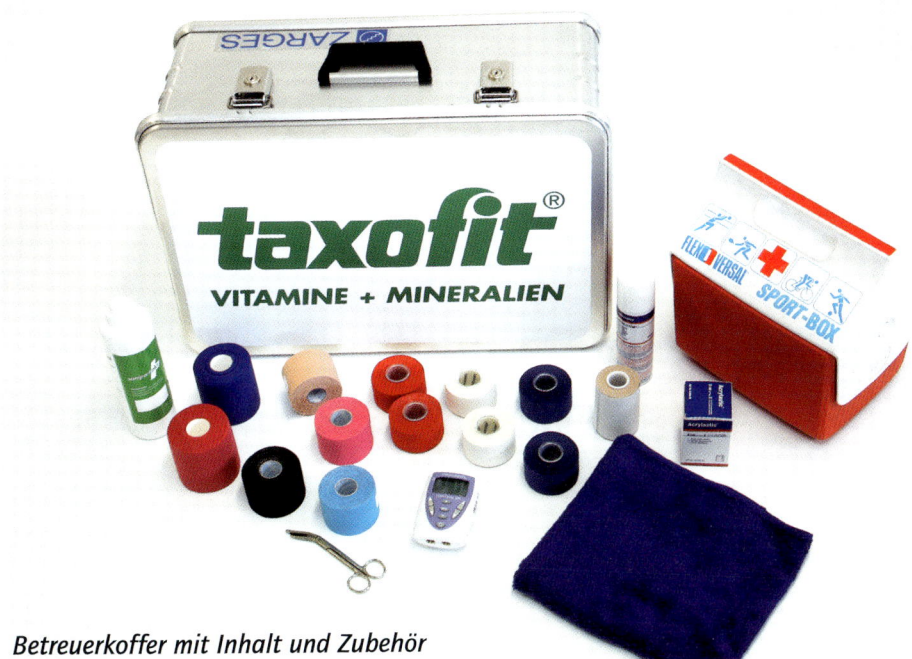

Betreuerkoffer mit Inhalt und Zubehör

3   Muskulatur

Muskeln ermöglichen Bewegungen des Körpers. Ohne Muskeln wäre der Mensch völlig unbeweglich. Für die Fortbewegung sorgen lang gestreckte, faserartige Muskelzellen. Feine Fasern im Inneren der Muskelzellen machen es möglich, dass sich die Zellen kontrahieren. Ausgelöst werden diese Kontraktionen durch Impulse des Nervensystems.

Der menschliche Körper besitzt drei unterschiedliche Typen von Muskulatur:
- **das quer gestreifte Muskelgewebe**
- **das glatte Muskelgewebe** und
- **das Herzmuskelgewebe.**

Muskelverletzungen können durch äußere Einwirkung und durch Überschreitung der muskulären Dehnbarkeit auftreten. Die Bandbreite der Muskelbeschwerden reicht dabei von Überlastungen der Muskulatur (Muskelkrampf) über den Muskelkater bis hin zum vollständigen Muskelriss. Bei Verletzungen des Muskels, bei der die Kontinuität des Gewebes verletzt wird, spricht man auch von einem Überlastungs- oder Überdehnungstrauma, weshalb sie auch unter dem Oberbegriff Muskeldehnungsverletzungen zusammengefasst werden. Sie entstehen entweder durch eine Überlastung ungenügend trainierter Muskulatur oder durch unkoordinierte Bewegungen sowohl zwischen den einzelnen Muskeln (intermuskuläre Koordination) als auch der Muskelfasern innerhalb eines Muskels untereinander (intramuskuläre Koordination). Die Muskelverletzung durch indirekte Gewalteinwirkung ist wesentlich häufiger als direkte Verletzungen im Sinne von Prellungen bei Stoß oder Schlag. Viele Muskelverletzungen ereignen sich bei schnellen Antritten, bei Aufschlagbewegungen, beim Absprung etc.

Bei den Ursachen für Muskelverletzungen zeigt sich, dass die Muskulatur oft überhaupt nicht ausreichend belastungsadaptiert ist. Ursache hierfür ist die mangelnde Vorbereitung der Athleten. Auch der schlechte Trainingszustand der Hobbysportler, kombiniert mit unzureichendem Warm-up, ist gerade in Sportarten, in denen schnelle, kräftige Bewegungen notwendig sind, eine Verletzungsursache. Muskeln, deren Koordination gestört ist, neigen ebenfalls häufiger zu Verletzungen und zu Überlastungserscheinungen.

Begünstigend wirken auch nicht ausgeheilte Verletzungen, akute oder chronische Infektionskrankheiten, nicht ausgeglichene Elektrolytverluste, abrupter Belastungswechsel sowie ungeeignete Sportausrüstung. Stretching und Dehnprogramme gehören mittlerweile sowohl in der Vorbereitungs- als auch Cool-down-Phase (Abkühlphase) beim Sportler zum Alltag. Zu bemerken ist jedoch, dass ungewohntes, extensives Dehnen kurz vor Maximalbelastungen die Bereitschaft zu Muskelverletzungen und insbesondere auch Muskelkater eher erhöht als mindert. Der untrainierte Mensch besteht etwa zu 40 % aus Muskulatur, ein Sportler besitzt wesentlich mehr davon. Jeder Mensch hat jedoch dieselbe Anzahl an Muskeln. Training führt zu einer Verstärkung (Hypertrophie) der Muskelfasern. Die Skelettmuskulatur weist einige anatomische Besonderheiten auf, die es ihr im besonderen Maße ermöglicht, Kraft zu erzeugen.

Der Skelettmuskel ist von einer äußeren bindegewebigen Hülle, der Muskelfaszie, umgeben. Diese enthält Muskelfaserbündel, die ihrerseits wieder durch Bindegewebe abgetrennt sind. In diesen Faserbündeln sind Muskelfaserbündel zusammengefasst, die je nach Muskel bis zu mehreren Zentimeter lang und einige Millimeter dick sein können. An ihrer Oberfläche kann man schon die typische Feinstrukturierung erkennen. Die eigentliche Funktionseinheit des Muskels ist das Sarkomer, aufgebaut aus Myofibrillen, die wieder aus Filamenten, den Myofilamenten, bestehen.

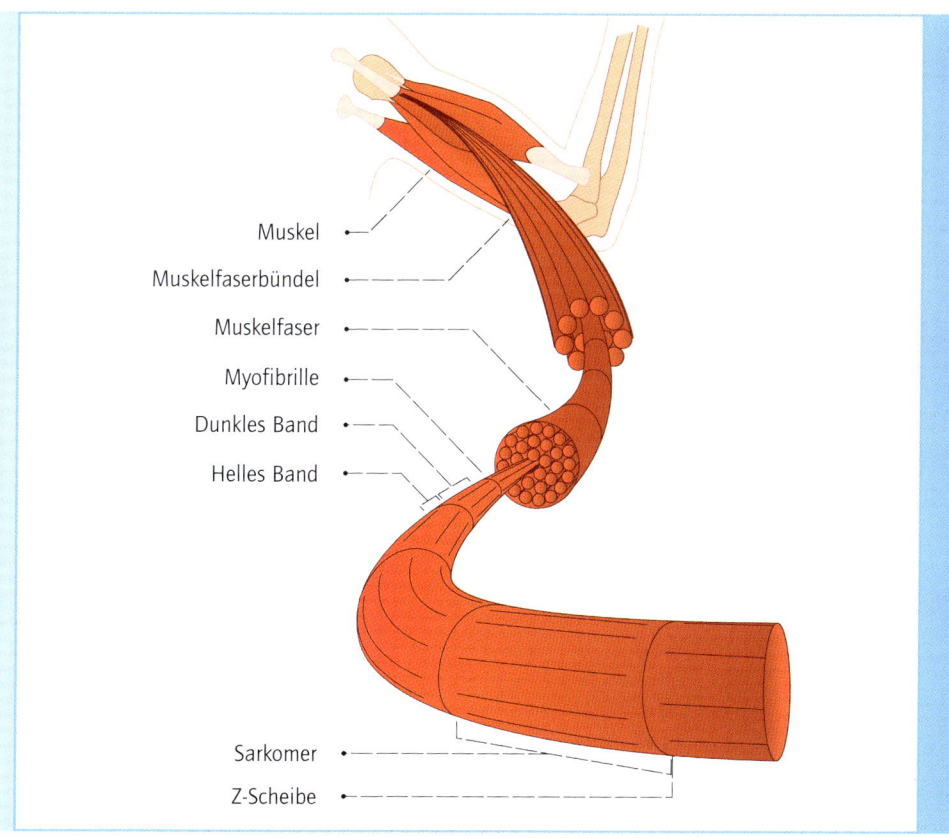

Muskel
Muskelfaserbündel
Muskelfaser
Myofibrille
Dunkles Band
Helles Band
Sarkomer
Z-Scheibe

Abb. 1: Aufbau eines Muskels

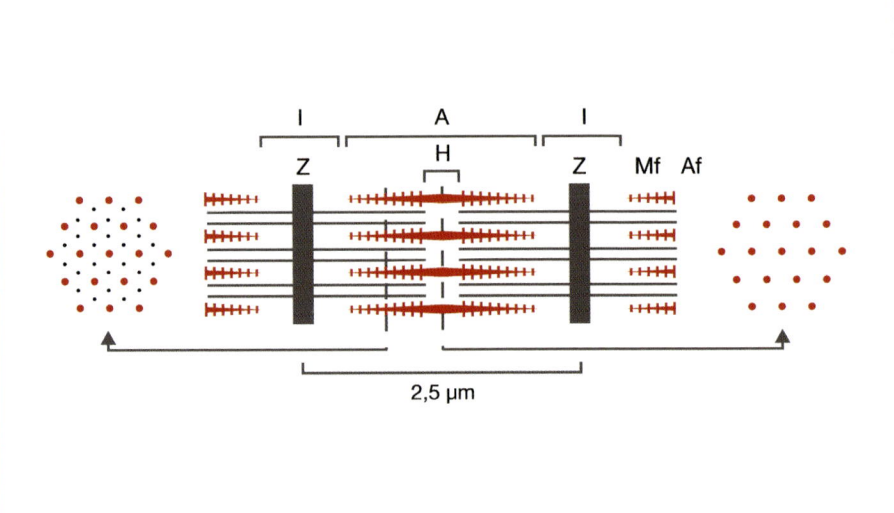

Abb. 2: Aufbau eines Sarkomers

Die typische Querstreifung wird durch bestimmte Abschnitte der Myofilamente hervorgerufen. Der Z-Streifen ist die Verbindungslinie der hintereinandergeschalteten Myofilamente, A-Streifen und I-Streifen entstehen durch die Anordnung der Actin- und Myosinfilamente.

Die quer gestreifte Muskulatur besitzt vier Grundeigenschaften:

• sie ist erregbar, d. h., sie reagiert auf Nervenimpulse;

• sie ist kontraktil, d. h., sie kann sich verkürzen;

• sie ist dehnbar, d. h., sie lässt sich auseinanderziehen und

• sie ist elastisch, d. h., sie kehrt nach der Dehnung oder Kontraktion in ihre ursprüngliche Länge zurück.

TIPP!
Muskulatur von Frau und Mann:
Durchschnittlich haben Männer 30 kg und Frauen etwa 24 kg Skelettmuskelgewebe. Ursächlich für den höheren Muskelanteil ist vor allem das männliche Sexualhormon Testosteron, das stark muskelaufbauend wirkt.

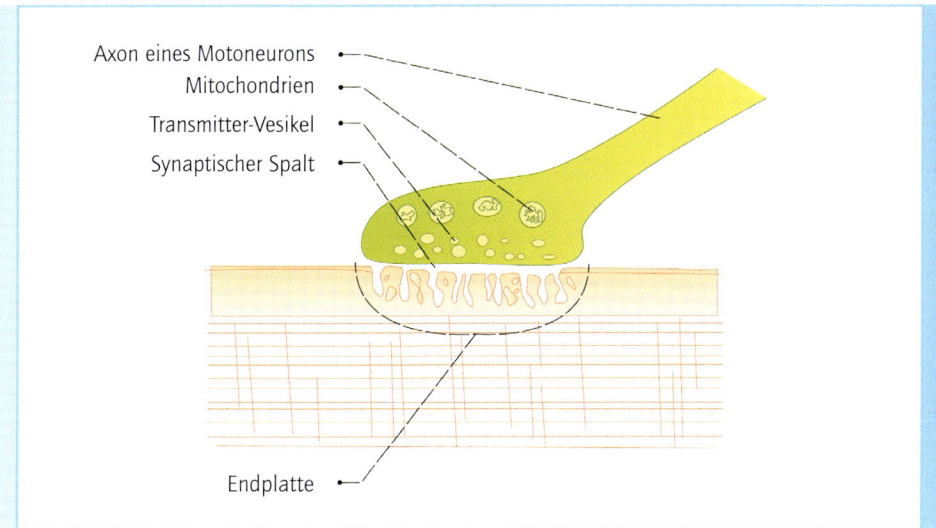

Abb. 3: Motorische Endplatte eines Muskels

Neurophysiologie des Muskels

Die Aktivierung der Muskelfaser erfolgt über motorische Endplatten, die den Nervenimpuls an die Muskulatur weitergeben und hier zu einer Aktivierung durch elektrische Entladung führen. Die Zahl der von einem Motoneuron innervierten Muskelfasern ist je nach Muskel recht unterschiedlich. Bei Muskeln, die sehr viel Kraft entwickeln, können das über 1.000 sein, bei Muskeln, die der Feinmotorik dienen, sind es wenige. Bei der Muskelkontraktion werden die Aktinfilamente in die Myosinfilamente hineingezogen, sodass daraus eine Verkürzung des Muskels resultiert.

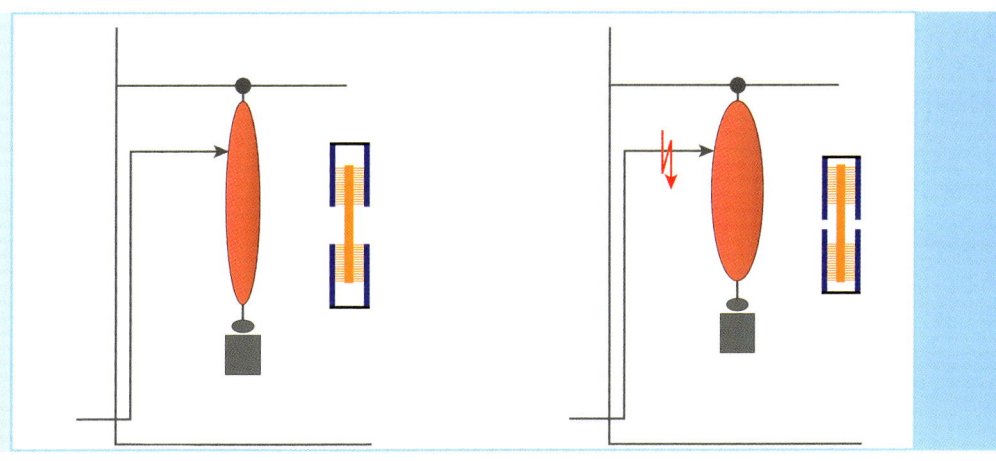

Abb. 4: Verkürzung eines Muskels bei Innervation

3.1 Muskelzerrung

Auslösend für eine Muskelzerrung ist nicht eine Störung der muskelzellulären Integrität, sondern eine Störung des Muskeltonus durch Irritation der Muskelrezeptoren (Spindelapparat). Bei einer Zerrung kommt es innerhalb weniger Augenblicke zu einem Anstieg der Muskelspannung. Der Muskel verliert seine Elastizität, der Athlet leidet zunehmend unter einem krampfähnlichen Schmerz. In der Regel muss er seine sportliche Tätigkeit beenden. Eine Missachtung dieser Symptomatik führt bei weiterer Belastung meist zu weiteren Verletzungen (Faserriss). Der Sportler versucht oft selbst, die erhöhte Muskelspannung zu lösen, indem er das betroffene Muskelareal ausschüttelt oder dehnt.

> Ursachen für eine Zerrung sind z. B. schnelle Belastungswechsel mit scharfen Antritten ohne vorheriges Warm-up.

> **TiPP!**
> Bei einer Zerrung bleibt die anatomische Struktur erhalten.
> Die Funktion des Muskels ist jedoch gestört.

3.1.1 Symptome einer Muskelzerrung

- Verkrampfung der Muskulatur.
- Entsteht häufig zu Beginn der Belastung.
- Schütteln und Lockerungsmaßnahmen erfolglos.
- Unfähigkeit, den Muskel maximal zu belasten.
- Schmerz.
- Umschriebene Muskelhärte.

3.1.2 Untersuchung & Tests

Die Befragung (Anamnese) gibt über den Verletzungsmechanismus, also über die entstandene Problematik, wichtige Hinweise für die Diagnosestellung.

Palpation/Tasten

- Muskelhärte
- Druckschmerz

Funktionsanalyse

- Dehnschmerz
- Belastungsschmerz
- Kraftverlust

3.1.3 Behandlung & Therapie

Medizinisches Training	Ersatztraining	Mannschaftstraining

KG Strain and Counter Strain	Muskuläre Behandlungstechniken

Akut	Subakut

Ziel: Beseitigung der neuromuskulären Störung der Muskulatur und Senkung des entgleisten Muskeltonus.

Nach einer kurzen Untersuchung wird das betroffene Gebiet unverzüglich mithilfe eines in Eiswasser (Hot Ice/→ 20 Eiswürfel auf 1 l Wasser) getränkten Schwamms großflächig über ca. 20 min gekühlt. Danach erfolgt eine weitere Untersuchung. Bestätigt sich die Diagnose Muskelzerrung, so kommen folgende Therapien zur Anwendung, die bei einem Faserriss sehr schmerzhaft sein würden, hier aber eine rasche Linderung der Beschwerden bewirken.

- Muscle Release → (Anspannen/Entspannen der Muskulatur)
  1. Der Muskel wird aufmerksam bis zur Schmerzgrenze gedehnt und dann die Spannung ein wenig zurückgenommen.
  2. Der Sportler arbeitet nun 8-10 s gegen den Widerstand des Partners.
  3. Weiteres Dehnen in die erneute, leicht veränderte Schmerzgrenze.
  4. Wiederholen Sie Schritt 1-3 (4-5 x).
- Anlegen eines Salbenverbandes → Dolobene®, Reparil®
- Strain and Counter Strain → Zerrung und Zerrungsumkehr

Der Sportler wird so positioniert, dass die Muskel- und Bindegewebsstrukturen an der verletzten Stelle entspannt sind. Dann wird 30-60 s lang ein anhaltender Druck auf den Muskelbauch ausgeübt, danach erfolgt über 90 s ein Druck auf den tendomyotischen Übergang in Richtung Muskelbauch (2-4 x).

In der Regel erfolgt hier das Behandlungsschema des Vortages, jedoch mit erhöhter Intensität. Unterstützt wird dies durch das Anlegen eines kinesiologischen Tapes. Vormittags und nachmittags je 20 min medizinisches Lauftraining im Lang- und Mittelzeitausdauerbereich. Nach der zweiten Trainingseinheit aktive Regeneration, Stretching und Gymnastik.

Wiederaufnahme des vollen Trainingsprogramms unter Beibehaltung der medizinischen Kontrolle und physiotherapeutischer Behandlung bis zum Ablauf einer Woche.

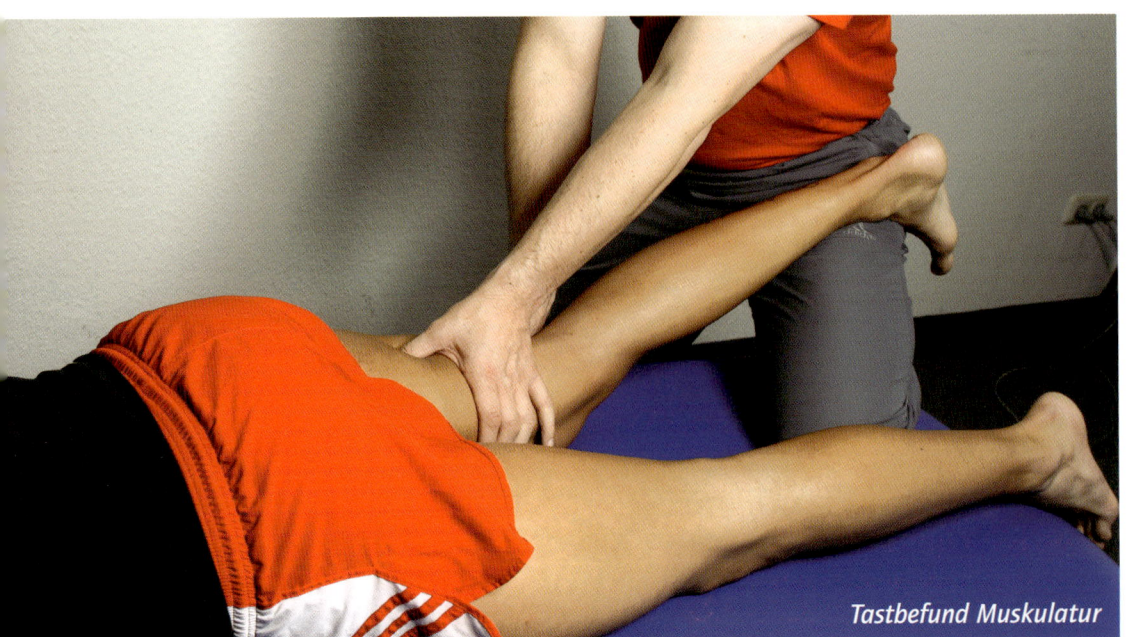

Tastbefund Muskulatur

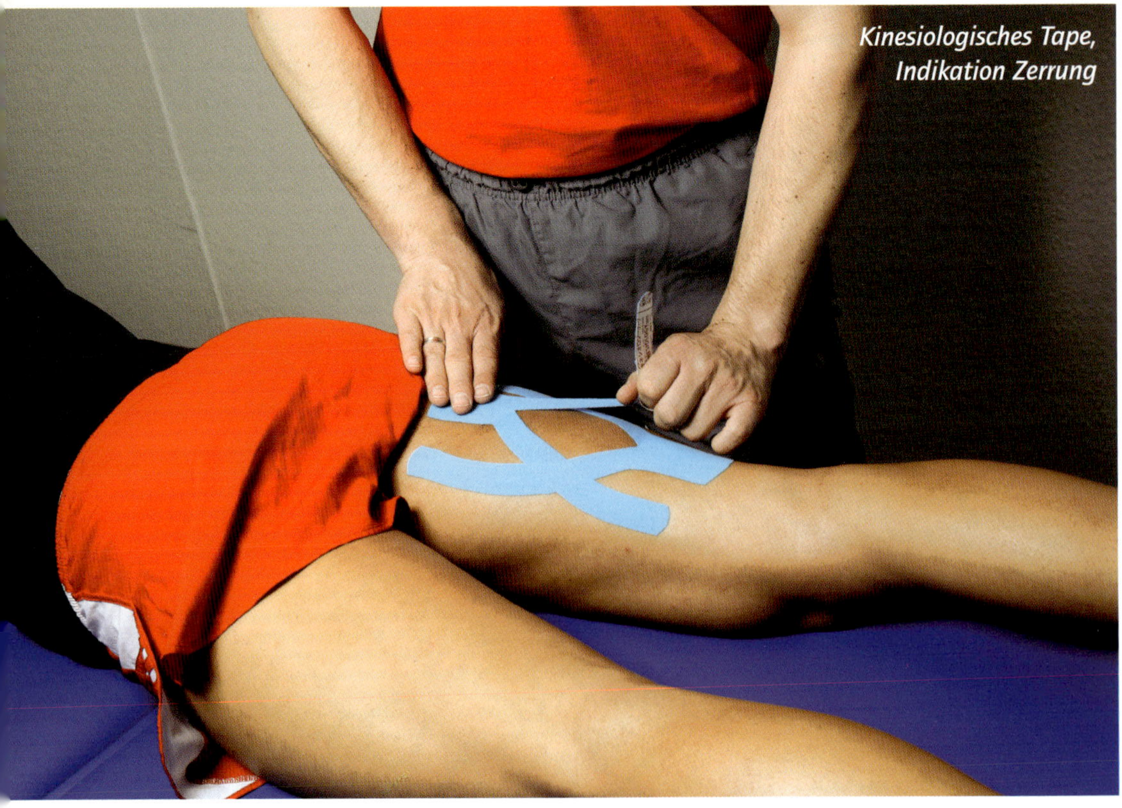

Kinesiologisches Tape,
Indikation Zerrung

Übersicht: Muskelverletzung – Muskelzerrung

1. Symptome

- Schmerz, Funktionsverlust
- Muskulärer Hartspann
- Kontraktionsbereitschaft der Muskulatur
- Verkrampfung der Muskulatur

2. Untersuchung

- Inspektion, Palpation, Funktionsanalyse
- Funktionelle Diagnostik/Widerstandstests
- Dehnung

3. Erste Hilfe

- Kryotherapie
- Entlastung/Hochlagern/PECH-Regel
- Arzt (Befund/Medikamente)

4. Behandlung

- Physiotherapie: Lymphdrainage/Tape/Kinesio Tapes/Elektrotherapie
- Massagen/Querfriktionen/Ultraschall/ET
- Strain and Counter Strain/Myofasziale Entlastung (myofacial release strain)

5. Training

- Belastungsfreie Übungen
- Dynamische Übungen schmerzfrei
- Dehnungsübungen
- Sportartspezifische Belastungen/exzentrisches Training
- Reaktive Belastungen des Muskels

6. Prävention

- Muskelpflege
- Trainingsbegleitende Physiotherapie/Massage
- Aufwärmen, Cool down
- Gesunde Ernährung, Flüssigkeitshaushalt beachten
- Reaktive Trainingseinheiten einbauen
- Muskeltraining in allen Gelenkwinkelstellungen

7. Tschollis TIPP

Hier hat sich eine feuchte Kammer sehr bewährt. Diese wird wie folgt angelegt: Ein feuchtes Tuch auf die betroffene Hautstelle, dann mit einem trockenen Tuch überdecken, darüber Frischhaltefolie und dieses dann mit einer Binde fixieren. Über Nacht einwirken lassen. Außerdem ist eine Wärmeauflage mit Bockshornklee empfehlenswert.

3.2 Muskelfaserriss

Der Muskelfaserriss ist eine Verletzung des Muskels, bei der es zu einer Kontinuitäts-unterbrechung einzelner Muskelfaseranteile kommt. In der Literatur werden diese Verletzungen von den meisten Autoren in 3-4 Graden, unterteilt (siehe Ryan, 1969).

Grad I: Riss einzelner Muskelfasern mit intakter Faszie.

Grad II: Riss von > 5 % der Muskelfasern mit Kontinuitätsunterbrechung und lokalem Hämatom.

Grad III: Riss von zahlreichen Muskelfasern mit Teilruptur der Faszie und diffuser Einblutung.

Grad IV: Kompletter Muskel- und Faszienriss.

Nach einer Muskelverletzung mit Kontinuitätsunterbrechung läuft der Heilungspro-zess in verschiedenen Phasen ab. Man bezeichnet den Heilungsverlauf auch als Reparaturprozess.

Wundheilungsphasen

- Entzündungsphase
- Proliferationsphase
- Remodellierungsphase

Zu Beginn der Heilung kommt es zu einer Entzündungsreaktion im betroffenen Mus-kelgewebe mit einer Einlagerung eines Hämatoms zwischen den verletzten Muskel-faseranteilen. Durch das Hämatom wird der Heilungsprozess negativ beeinflusst.

Das Ziel einer sinnvollen Erstversorgung und einer funktionellen Therapie ist es, eine übermäßige Hämatombildung zu vermeiden und so schnell wie möglich resorptions-fördernde Maßnahmen zu ergreifen. Durch diese Arbeitsgänge wird die nachfolgen-de Proliferationsphase optimal eingeleitet. In dieser Phase wird durch Kapillargefäß-einsprossung die Stoffwechselversorgung mit Sauerstoff optimiert. Etwa nach zwei Wochen ist die Regeneration der Muskelfasern auf ihrem Höhepunkt. Die im Binde-gewebe zwangsläufig entstandene Narbe adaptiert noch bis etwa vier Wochen nach dem Traumadatum. Überschneidend startet die Remodellierungsphase in dem betroffenen Gewebe. Unterstützt von Training und Therapie, soll hier eine funktio-nelle Wiederherstellung der Muskulatur erreicht werden.

TiPP:
Muskelfaserrisse entstehen häufig in großen zweigelenkigen Muskeln am Muskel-Sehnen-Übergang.

3.2.1 Symptome des Muskelfaserrisses

- Tastbare Delle im Muskel
- Eventuell sichtbares Hämatom
- Druckschmerz
- Spannungsgefühl im Muskel
- Entsteht häufig am Ende der Belastung
- Unfähigkeit, den Muskel maximal zu belasten
- Dehnungsschmerz

3.2.2 Untersuchung & Tests

Bei Muskelfaserverletzungen sind den Befund unterstützende, bildgebende Verfahren sinnvoll. Muskelrisse und Einblutungen sind durch den Einsatz der Sonografie zu identifizieren. Aufwendiger sind die Verfahren der MRT (**M**agnet **R**esonanz **T**omografie). Verletzungen im Muskelsystem lassen sich mit dieser bildgebenden Technik ausgezeichnet darstellen. Die konventionelle Röntgendiagnostik lässt z. B. Aussagen über eine knöcherne Absprengung zu.

Palpation/Tasten

- Muskeldelle
- Druckschmerz
- Spannung

Funktionsanalyse

- Dehnschmerz
- Belastungsschmerz
- Kraftverlust

Bildgebende Verfahren

- Sonografie
- MRT
- Eventuell Röntgen

Labor

- Blutbild
- CK

3.2.3   Behandlung & Therapie

1. Kompressionsverband aus Komprex-Formteilen und Kurzzugbinden mit gleichzeitiger Kühlung für 30 min.
2. Ärztlich durchgeführte Infiltration, nach gezielter Untersuchung und Diagnosestellung.
3. Salbenverbände dünn auftragen und einziehen lassen. Anschließend z. B. Reparil Gel N® auf kaschierten Schaumstoff auftragen und mit Kurzzugbinden anwickeln.
4. Nahrungsergänzung/Medikamente

    3 x 1   Reparil 40®
    4 x 5   Wobenzym/Phlogenzym®
    2 x 1   Unizink
    1-2 gr   Vitamin C
    800 mg   Vitamin E, Ensovit 300®
    2 x 1 Btl.   Magnesium Biolectra®
    für ca. fünf Tage

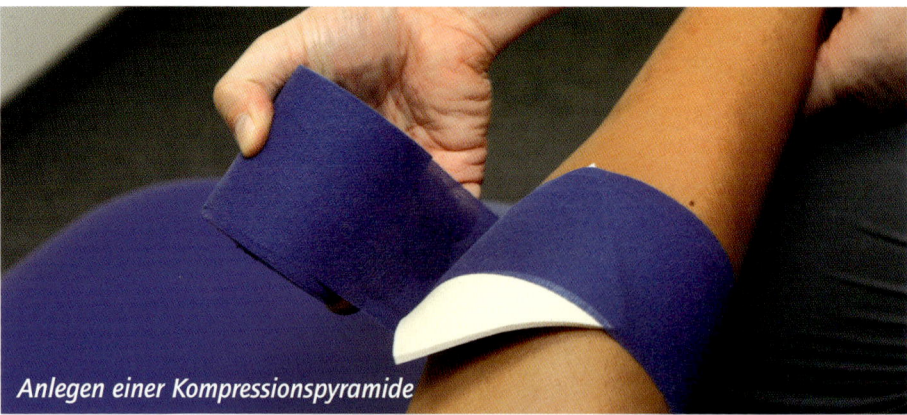

Anlegen einer Kompressionspyramide

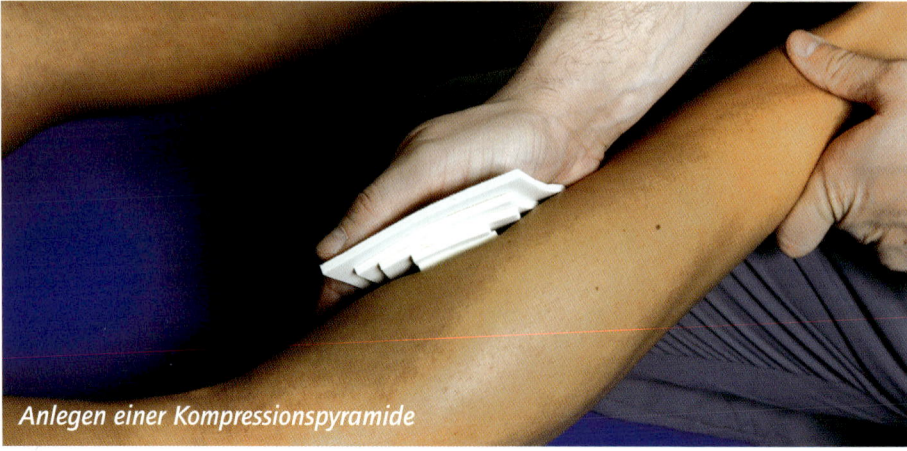

Anlegen einer Kompressionspyramide

Der Heilungsverlauf eines Muskelfaserrisses ist abhängig vom individuellen Befund.

Qualitativ:
- Wie viele Fasern sind gerissen?
- Ein- oder zweigelenkiger Muskel?

Alter des Athleten
Zeitpunkt der Verletzung in der sportlichen Belastung (Stoffwechsellage).

Training unverletzter Strukturen	Ersatztraining	Mannschaftstraining

US ET/Verbände Lymphdrainage	Muskuläre Behandlungstechniken	

Entzündungsphase	Proliferations-phase	Remodellierungsphase

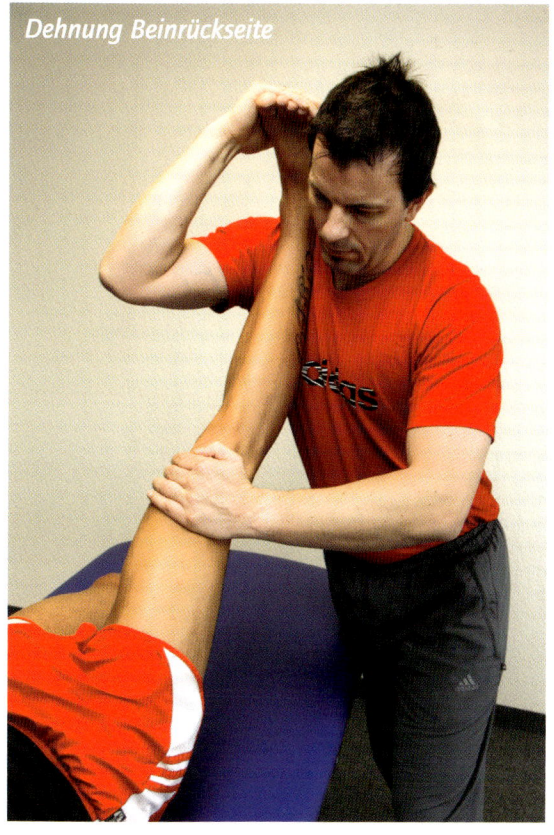

Dehnung Beinrückseite

Bei einer Muskelfaserverletzung zeigt sich zunächst ein generalisierter Muskelhartspann der umliegenden Muskulatur. Diese „pain-inhibition" ist schmerzabhängig und lässt nach ca. 5-7 Tagen deutlich nach.

Dies ist die Voraussetzung für die ersten Laufeinheiten in der Trainingstherapie. Die frühfunktionelle Therapie in Kombination mit der medizinischen Trainingstherapie soll die bindegewebige Narbe minimieren und den Athleten so schnell wie möglich in den Sport zurückführen.

Um die funktionellen Einschränkungen zu reduzieren, wird der Muskel durch Dehntechniken mit Zugstress belastet.

Übersicht: Muskelverletzung – Faserriss

1. Symptome

- Schmerz, Funktionsverlust, Kontinuitätsunterbrechung
- Eventuell Hämatomverfärbung
- Verkrampfung der Muskulatur
- Tastbare Delle

2. Untersuchung

- Inspektion, Palpation, Funktionsanalyse
- Ultraschall, MRT
- Blutbild (CK)

3. Erste Hilfe

- Blutungseinschränkung nach der Verletzung
- Druckverband/Druckmanschette
- Entlastung/Hochlagern/PECH-Regel
- Arzt (Befund/Medikamente)

4. Behandlung

- Physiotherapie: Lymphdrainage/Tapes/Kinesio Tape/Elektrotherapie
- Massagen/Querfriktionen (nach ca. fünf Tagen)
- Ultraschall

5. Training

- Belastungsfreie Übungen
- Dynamische Übungen etwa nach einer Woche (ohne Schmerz)
- Dehnungsübungen nach etwa zwei Wochen
- Ab der dritten Woche sportartspezifische Wiedereingliederung

6. Prävention

- Muskelpflege
- Trainingsbegleitende Physiotherapie/Massage
- Aufwärmen, Cool down
- Gesunde Ernährung, Flüssigkeitshaushalt beachten
- Manualtherapeutische Kontrolle WS

7. Tschollis TIPP

Am Anfang der Verletzung ist ein Muskelfaserriss schwer zu tasten, da der Sportler die umliegende Muskulatur anspannt. Ein genauer Tastbefund ist also erst am nächsten Tag möglich! Auf jeden Fall sollten 20-30 Globuli Arnika D 30 gegeben werden, diese sollte man unter der Zunge zergehen lassen. Außerdem können nach Rücksprache mit dem Arzt Enzyme verabreicht werden. Salbenverbände können mit Kyttasalbe® durchgeführt werden.

Grundsätzlich heißt es: Geduld bewahren! Ein echter Muskelfaserriss braucht mindestens 10-14 Tage, um zu heilen. Nicht nur im Hochleistungssport sollte man bei mehrmaligen Muskelfaserrissen den Körper auf Fokalinfekte hin untersuchen. Diese wären z. B. Eiterherde an Mandeln oder an Zähnen. Sie können den Körper negativ beeinflussen und dadurch u. a. Muskelverletzungen begünstigen.

3.3   Muskelkater

Als Muskelkater bezeichnet man das schmerzhafte Spannungsgefühl der Muskulatur ca. 1-2 Tage nach einer (zu) hohen sportlichen Belastung. Hierfür sind Mikroverletzungen (kleinste Risse) in der Muskulatur verantwortlich, vornehmlich an den sog. *Z-Scheiben*, den Begrenzungen der kleinsten Einheiten der Muskulatur.

> **TiPP!**
> **Durch Krafttraining kommt es zu Reizungen an diesen Z-Scheiben. Dies hat den positiven Effekt, dass es zu einem Muskeldickenwachstum kommt, in dem sich sog. Satellitenzellen an die gereizten Muskelzellen anlagern und mit ihr verschmelzen. Die nun „dickere" Muskelzelle ist damit auf die nächste Belastung besser vorbereitet. Dieser gewollte Effekt findet statt, wenn die Trainingsbelastung optimal gewählt wurde.**

Ist der Belastungsreiz zu hoch gewählt, ist die Entzündungsreaktion an den Z-Scheiben so groß, dass es weniger zu einem Wachstum der Muskulatur, als vielmehr zu Reparaturprozessen kommt. Konsequenz des dann folgenden Entzündungsprozesses ist ein Ödem (Eindringen von Wasser), wodurch dann die Schmerzen und die Steifigkeit des Muskels verursacht werden. Die Spannung, die an den Z-Scheiben ankommt, wird normalerweise durch die Elemente des Muskels abgefangen, die sich zusammenziehen (kontrahieren) können. Reicht die Kraftentwicklung, die Ausdauerleistungsfähigkeit oder die Koordination im Muskel nicht aus, so kann diese Dämpfungsfunktion nicht eintreten und die Spannung wird an die Z-Scheiben weitergegeben. Der Aufbau der Z-Scheiben ist im Elektronenmikroskop nur noch verschwommen zu erkennen.

Muskelkater tritt vor allem bei Bewegungen mit hohen Bremskräften auf:
- Bergabgehen,
- exzentrisches Krafttraining und
- Sprünge.

Oberstes Ziel zur Muskelkatervermeidung muss es also sein, den Trainingsreiz optimal zu wählen.

Dabei gilt:

Trainingsreiz	Trainingsreiz	Trainingsreiz
Zu niedrig	Optimal	Zu hoch
Trainingseffekt zu gering	Guter Trainingseffekt	Muskelkater

Um die Gefahr des Muskelkaters zusätzlich so gering wie möglich zu halten, sollte man am Ende des Trainings versuchen, die Regenerationsprozesse im Muskel so schnell und optimal wie möglich ablaufen zu lassen.

In der Therapie haben sich Eisabreibungen, Kneipp-Anwendungen, Wechselbäder sowie ein leichtes Bewegungstraining, insbesondere mit zyklischen Belastungsformen, wie Radfahren und Joggen, bewährt. Antiphlogistika haben in diesem Falle keine Wirksamkeit, eine gewisse Schutzfunktion wird dem Vitamin E zugeschrieben.

3.3.1 Symptome Muskelkater

- Bewegungsschmerz
- Muskelsteifigkeitsgefühl
- Nach Erwärmen Besserung
- Spannungsgefühl im Muskel
- Druckschmerz
- Dehnungsschmerz

3.3.2   Untersuchung & Tests

Muskelkater als trainingsbedingte Überlastungsform der Muskulatur wird in der Regel durch funktionelle Diagnostik und Palpationsbefund festgestellt.

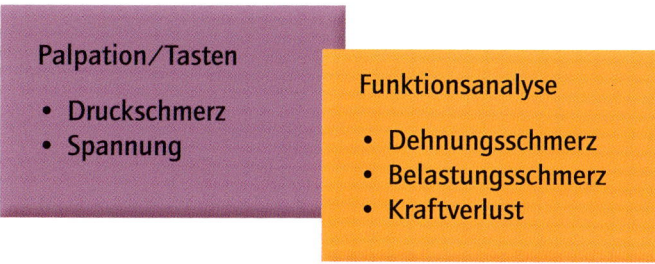

Palpation/Tasten

- Druckschmerz
- Spannung

Funktionsanalyse

- Dehnungsschmerz
- Belastungsschmerz
- Kraftverlust

3.3.3   Behandlung & Therapie

Die Behandlung besteht aus der Reduktion der Belastung mit dynamisch-konzentrischen Bewegungen (Radfahren, Joggen). Kontraindiziert ist die Ruhigstellung des Athleten. Tief greifende Massagen haben keinen positiven Effekt auf die Regeneration des Muskelkaters. Muskelkater heilt in der Regel ohne Schäden aus (Restitutio ad Integrum).

Radfahren, Joggen (leicht)	Koordinationstraining	Konzentrisches & exzentrisches Training

Wärme KEINE MASSAGE!!!	Leichte Mobilisation KEINE MASSAGE!!!

Akut	Subakut

Ziel: Verbesserung der Muskelfunktion mit beschleunigtem Abtransport der Entzündungsstoffe aus dem schmerzhaften Muskelgebiet.

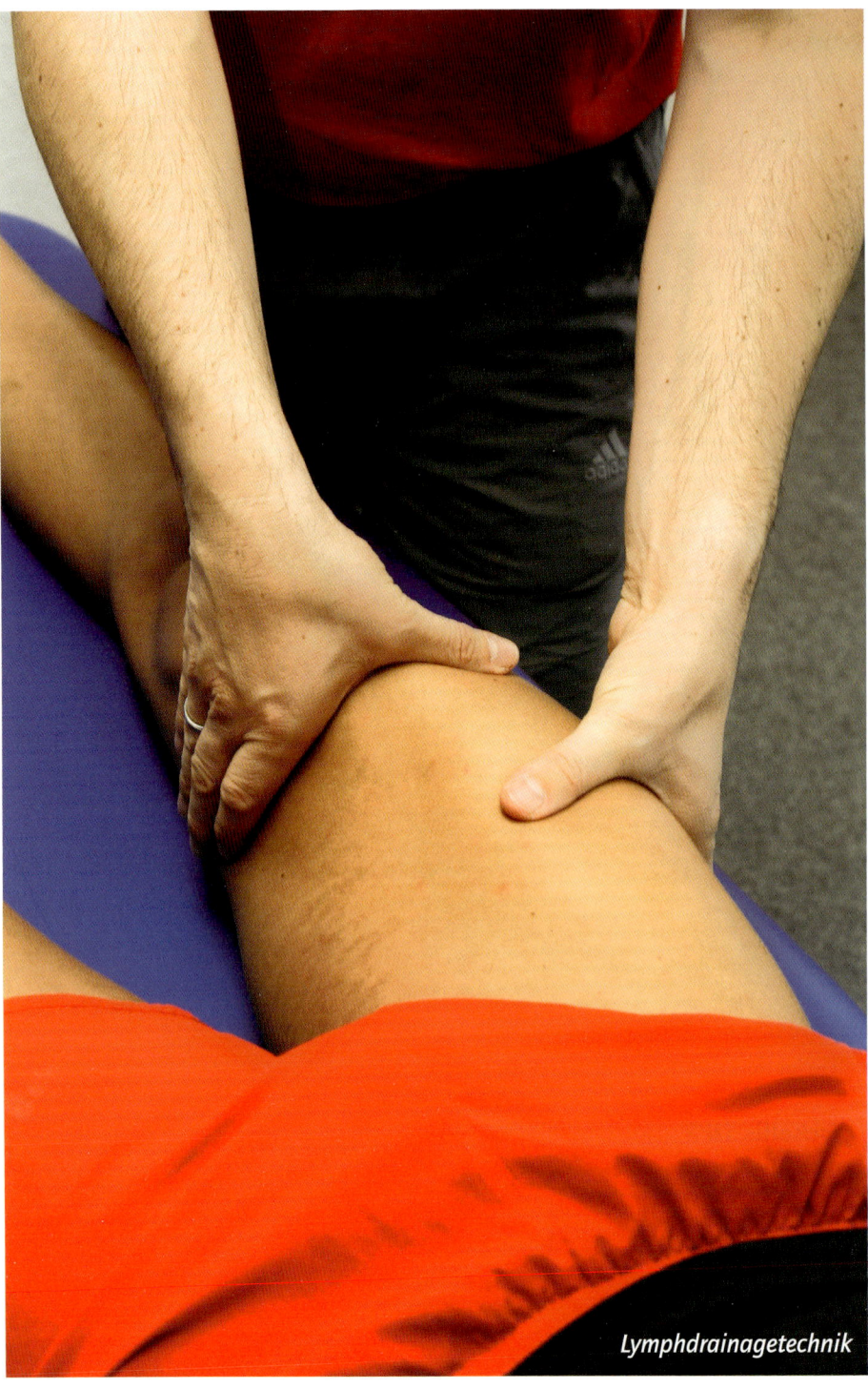

Lymphdrainagetechnik

Übersicht: Muskelverletzung – Muskelkater

1. Symptome
- Schmerz, Muskelsteifigkeit

2. Untersuchung
- Inspektion, Palpation, Funktionsanalyse

3. Erste Hilfe
- Belastungsreduzierung
- Muskelstoffwechselfördernde Maßnahmen

4. Behandlung
- Physiotherapie: Lymphdrainage/Tapes/Kinesio Tapes/Elektrotherapie
- Keine Massage
- Wärmetherapie

5. Training
- Belastungsfreie Übungen
- Dynamisch-konzentrische Übungen
- Dehnungsübungen schmerzfrei
- Lockeres Ausdauertraining

6. Prävention
- Muskelpflege
- Trainingsbegleitende Physiotherapie/Massage
- Aufwärmen, Cool down
- Gesunde Ernährung, Flüssigkeitshaushalt beachten

7. Tschollis TIPP

Ein 30 min Vollbad mit basisch-mineralischem Badesalz, z. B. „Meine Base" (3 Esslöffel auf ein Vollbad). Außerdem abends Magnesium einnehmen (z. B. Taxofit Magnesium 350®) und trotz Muskelkater ein leichtes Bewegungstraining beibehalten, z. B. Lauftraining oder Aquajogging, um zusätzlich durch den Wasserdruck Schlackenstoffe aus dem Körper zu transportieren.

4   Knochen

Über 200 Knochen im menschlichen Körper bilden das Skelett als Halte- und Stützapparat des Körpers. Die Knochen dienen gleichzeitig auch als Schutz für innere Organe (Brustkorb) und das Gehirn (Schädelknochen). Außerdem werden im Knochenmark die roten Blutkörperchen, Blutplättchen und die weißen Blutkörperchen gebildet.

Den Knochen umgibt die Knochenhaut (Periost), die bei der Ernährung des Knochens, dem Dickenwachstum und bei der Frakturheilung eine tragende Rolle übernimmt. Die Knochenhaut ist reich an Blutgefäßen und Nerven. Der eigentliche Knochen besteht im äußeren Bereich aus der Kortikalis oder Kompakta und im inneren Bereich aus der Spongiosa, ein schwammartiges Gerüst aus feinen Knochenbälkchen. Zellbestandteile sind im Knochen die Knochenzellen (Osteozyten), die in die sogenannte **Knochenmatrix** eingebettet sind.

Diese Knochenmatrix setzt sich aus Wasser, Kollagen, Proteoglykanen, Kalzium, Phosphatsalzen und Apartitkristallen zusammen. Aus dem embryonalen Bindegewebe (Mesenchym) gehen Knorpelzellen, Knochenzellen und andere Bindegewebszellen hervor. Also ist der ursprüngliche Knochen relativ weich und erst durch die Einlagerung des Kalziumphosphats wird der Knochen hart und stabil. Umgekehrt sinkt die Stabilität, wenn der Kalziumgehalt im Knochengewebe abnimmt (Osteoporose). Die Knochenenden werden als **Epiphyse** bezeichnet. Die Mitte der Knochen ist als **Diaphyse** definiert. Die in einem Gelenk zusammenwirkenden Knochenteile werden von einer Knorpelschicht überzogen.

4.1   Frakturen

Die typische Verletzung des Knochens ist der Knochenbruch oder die Fraktur. Hierbei kommt es nach direkter oder indirekter Gewalteinwirkung zu einer vollständigen Kontinuitätsunterbrechung des Knochens. Von den Frakturen zu unterscheiden ist der **Haarriss** oder die **Fissur**, bei der der Knochen nicht komplett unterbrochen sein muss. Impressionsfrakturen sind unvollständige Knochenunterbrechungen, z. B. bei Einstauchungen.

Grünholzfrakturen kommen fast nur im Kindes- und Jugendalter vor. Hierbei ist der Knochen gebrochen, das außen liegende Periost aber noch intakt.

In der Diagnostik unterscheidet man:

Sichere Frakturzeichen:
- Sichtbare, aus einer Wunde ragende Knochenteile,
- Achsfehlstellungen des Knochens,
- Reibe- oder Knirschgeräusche der Frakturenden gegeneinander und
- falsche Beweglichkeit.

Unsichere Frakturzeichen:
- Blutung, Hämatom,
- Schmerzen,
- Schwellung,
- eingeschränkte Funktion und
- Weichteilverletzungen im umliegenden Gewebe.

Je nach Verletzungsmechanismus können weitere ausgedehnte Begleitverletzungen benachbarter Strukturen entstehen. Sehnen, Bänder oder auch Muskeln können parallel betroffen sein. Bei offenen Frakturen sind Hautverletzungen obsolet. Grundsätzlich sind bei Frakturverdacht keine Manipulationen durchzuführen. Hautverletzungen werden steril abgedeckt und bei schweren Verletzungen ist es notwendig, die Frakturstelle zu stabilisieren.

4.1.1 Symptome einer Fraktur

- Bewegungsschmerz
- Belastung ist unmöglich
- Krepitation/Knochenreiben
- Eventuell Hämatom
- Achsfehlstellung
- Druckschmerz
- Falsche Beweglichkeit (Norm)
- Offene Fraktur (sichtbar)

Bei offenen Frakturen besteht immer die Gefahr einer Infektion von außen. Außerdem kann es bei Knochenbrüchen durch die starke Durchblutung des Knochens zu erheblichem Blutverlust kommen. Bei einer Oberschenkelfraktur ist ein Blutverlust von bis zu 2 l möglich. Bei einer Oberarmfraktur könnten bis 0,5-0,75 l Blut austreten.

4.1.2   Untersuchung & Tests

Bei Frakturverdacht soll der verletzte Athlet so schnell wie möglich einer professionellen medizinischen Betreuung (Arzt) zugeführt werden. Im Regelfall wird die Verdachtsdiagnose dann unter Zuhilfenahme von apparativer Diagnostik (Röntgen/CT) abgeklärt. Begleitverletzungen der Weichteile können durch eine MRT-Aufnahme bestätigt werden. Intraartikuläre Frakturdiagnostik kann durch eine Arthroskopie durchgeführt werden.

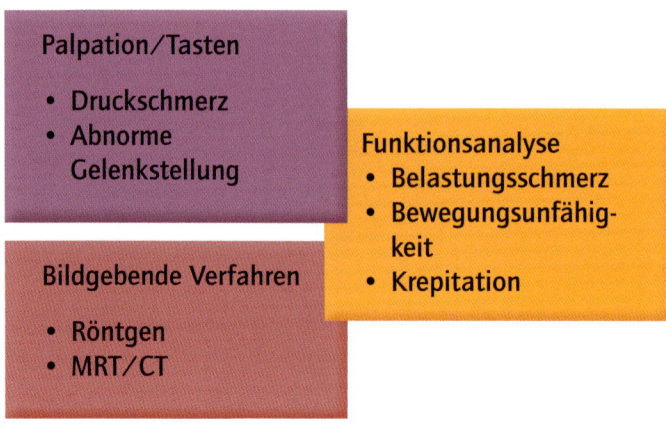

4.1.3   Behandlung & Therapie

Die ärztlich angeordneten Therapiemaßnahmen gliedern sich in konservative (Gips/Schiene, o. Ä.) Verfahren und in den operativen Bereich der Frakturbehandlung. Dabei stellt der Arzt die Diagnose und muss die Frakturstelle ggf. reponieren. Operativ versorgt werden die Frakturen mit einer Vielzahl an Fixationsmöglichkeiten. Platten, Nägel, Drähte und mehr kommen in der modernen operativen Strategie zum Einsatz.

Physiotherapeutisch wird nach Vorgabe durch den Arzt die normale Beweglichkeit der durch die Fraktur betroffenen Strukturen erarbeitet. Zusammen mit der medizinischen Trainingstherapie übt der Athlet an Sequenzgeräten, um die durch die Ruhigstellung aufgetretenen Kraftdefizite auszugleichen.

Ersatztraining unverletzter Regionen	Krafttraining, wenn belastungsstabil	Sportspezifisches Training
Kontrolle aller umliegenden Funktionen	Therapie nach Vorgabe durch den Arzt/Verbesserung der Funktion	
Akut	Subakut	

Übersicht: Knochen – Fraktur

1. Symptome

- Schwellung
- Hämatom
- Druckdolenz
- Verformung/abnorme Beweglichkeit
- Krepitation
- Sichtbare freie Knochenenden (offene Fraktur)

2. Untersuchung

- Inspektion, Palpation
- Bildgebende Verfahren – Röntgen/CT/MRT

3. Erste Hilfe

- Stabilisierung/Schiene
- Offene Frakturen steril abdecken
- Ohne Verzögerung ärztlicher Betreuung zuführen

4. Behandlung

- Arztvorgabe konservativ/operativ
- Nach Ruhigstellung/OP/Physiotherapie
- Bewegungsübungen/manuelle Therapie

5. Training

- Belastungsfreie Übungen
- Training, wenn belastungsstabil
- Sportbelastung nach Arztvorgabe

6. Prävention

- Unfälle vermeiden
- Gegebenenfalls Polster und Schützer tragen

4.2   Knochenhautreizung

Die Knochenhautreizung (Periostitis) ist vor allem bei Laufsportarten ein therapie-
resistenter Überlastungsschaden. Hauptsächlich an der medialen Tibiakante
kommt es durch unzureichende Adaptation der Strukturen immer wieder zu hohen
Zugbelastungen der Muskellogen auf das Periost. Dadurch kann das Periost eine
chronische entzündliche Reaktion entwickeln, die zusätzlich durch falsche Trainingsmaßnahmen und fehlende Regeneration forciert wird. Die Knochenhaut
nimmt an Schmerzempfindlichkeit zu und wird durch die auftretenden Zeichen
einer Entzündung verändert. Gelegentlich zeigt sich neben der Druckschmerzhaf-
tigkeit im unteren Drittel des Unterschenkels eine Schwellung und leichte Überwärmung der betroffenen Struktur. Beim Abtasten der Schienbeinkante ist oft eine
gewisse Unregelmäßigkeit zu spüren. Verursacht werden die Probleme an der
Tibiakante durch eine Veränderung oder Intensivierung des Trainings. Häufig
auch bei Sportarten, die Sprungelemente beinhalten.

4.2.1   Symptome einer Knochenhautreizung

Es besteht eine diffuse Druckempfindlichkeit im Längsverlauf der Schienbeinkante.
Schwellungen können sicht- und tastbar sein. Der in Ruhe aufhörende Schmerz tritt
nach Aufnahme der sportlichen Betätigung wieder auf. Häufig gibt der Athlet einen
gewissen Schmerzzyklus an.

- Bewegungsschmerz
- Belastungsschmerz
- Trainingsumstellung
- Schwellung
- Druckschmerz

4.2.2   Untersuchung & Tests

Neben den klassischen palpatorischen Untersuchungsmaßnahmen kann der Arzt
bei lang anhaltenden Symptomen eine bildgebende Zusatzdiagnostik machen, um
eine Stressfraktur auszuschließen. Eine MRT-Aufnahme kann ein vorliegendes
Ödem bestätigen. In der Physiotherapie wird bei Verdacht auf eine Periostitis auf
die Aussage von Muskelwiderstandstests zurückgegriffen. Durch die entsprechende
Kraft der Beugemuskulatur des Fußes und der Zehen wird ein Zug auf die betroffene Perioststelle geleitet. Ist diese nun akut oder chronisch gereizt, so kann sich der
vom Athlet beschriebene Schmerz darstellen.

Palpation/Tasten
- Druckschmerz
- Unregelmäßigkeiten im Verlauf der Tibia
- Wärme

Funktionsanalyse
- Belastungsschmerz
- Widerstandstest positiv
- Schmerzzyklus

Bildgebende Verfahren
- Röntgen
- MRT/CT
- Szintigrafie

4.2.3 Behandlung & Therapie

Neben antiphlogistisch wirksamen Medikamenten durch den Arzt werden in der Physiotherapie alle Maßnahmen zur Reduktion der Entzündung angeboten.

Hier eignen sich vor allem Verfahren aus dem Bereich der Elektrotherapie und der Kombination aus Eis/Bewegung und Temperaturanpassung auf das Gewebe (Cryokinetics). Physiotherapeutisch hat sich die Periostmassage nach Vogler bewährt.

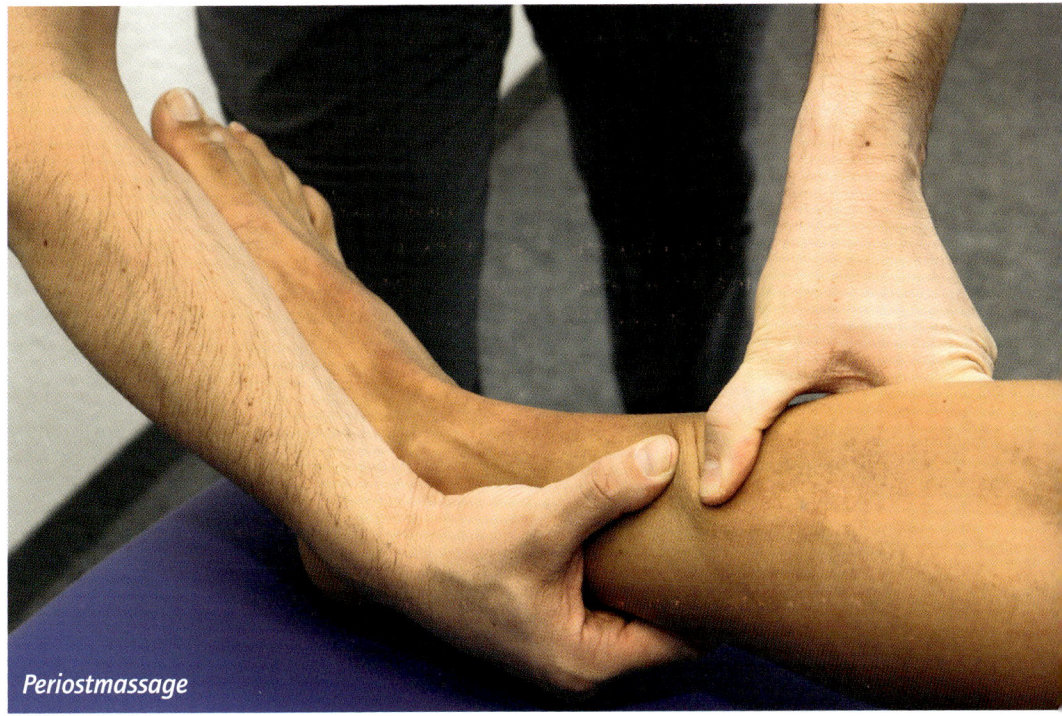

Periostmassage

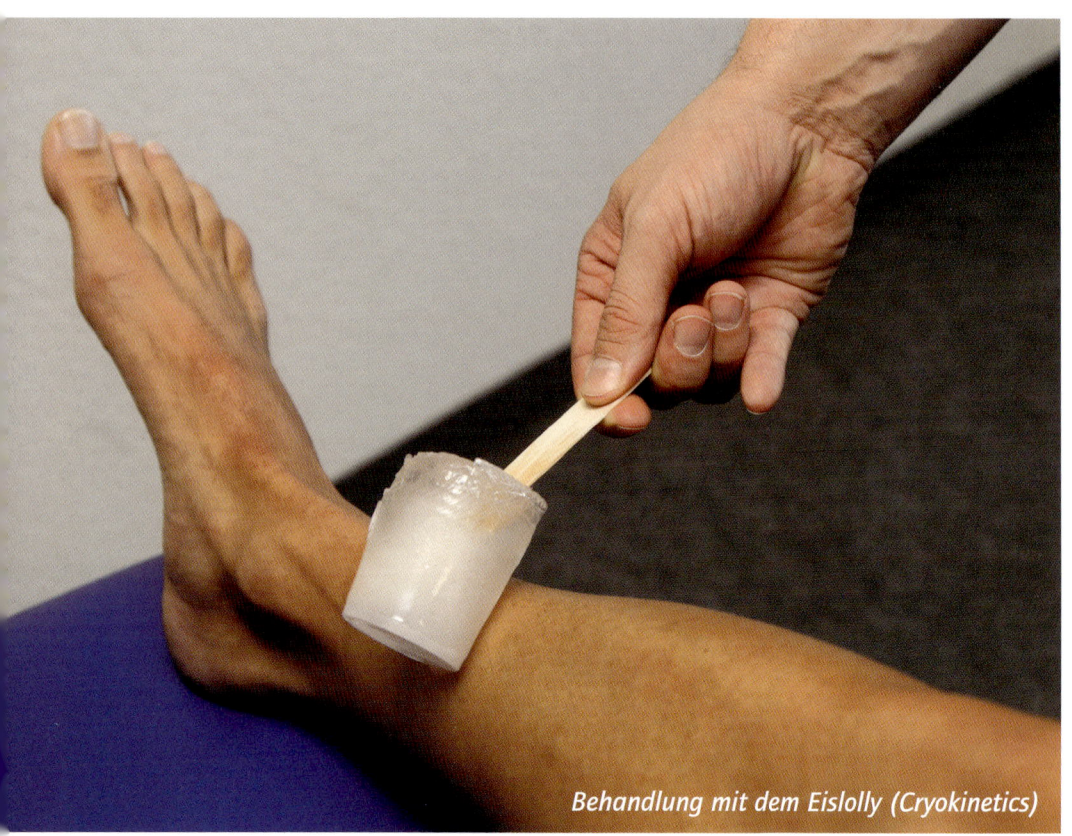

Behandlung mit dem Eislolly (Cryokinetics)

Von wesentlicher Bedeutung ist die Sportkarenzzeit und die Beobachtung des Trainingspensums des Athleten. Im Sport ausgebildete Physiotherapeuten können anhand einer videogestützten Laufbandanalyse Aussagen über Technik und Schuhwerk machen. Dazu sind Empfehlungen zu beachten, einen trainingsplanbedingten Wechsel nur langsam nach sorgfältiger Vorbereitung vorzunehmen. Die Ausrüstung ist vom Fachmann zu kontrollieren und ggf. den Bedürfnissen anzupassen. Orthopädische Laufeinlagen können erforderlich sein, um Achsfehlstellungen der Beine auszugleichen.

Ersatztraining	Krafttraining exzentrisch	Sportspezifisches Training

Periostmassage Cryokinetics	Gelenkmobilisation Intramuskuläre Koordination

Akut	Subakut

Übersicht: Knochen – Knochenhautreizung

1. Symptome
- Schmerz
- Druckdolenz
- Schmerzzyklus
- Unregelmäßigkeiten an der Tibiakante
- Eventuell Wärme

2. Untersuchung
- Inspektion, Palpation
- Bildgebende Verfahren – Röntgen/CT/MRT

3. Erste Hilfe
- Kühlen/feucht-kühl
- Reduktion der Belastung

4. Behandlung
- Periostmassage
- ET/US
- Kontrolle der umliegenden Gelenke
- Achsfehlstellungen ausgleichen

5. Training
- Lockeres Kardiotraining
- Keine Sprungbelastungen
- Trainingsaufnahme in der Sportdisziplin nach 2-4 Monaten

6. Prävention
- Ausrüstung überprüfen
- Technik kontrollieren
- Trainingsplan anpassen
- Regenerationszeiten beachten

7. Tschollis TIPP

Knochenhautreizungen können unter anderem auf kaltes Schuhwerk zurückgehen! Bewährt haben sich hier Umschläge mit essigsaurer Tonerde oder über Nacht ein Quarkverband (Magerquark auf die entsprechende Stelle auftragen und mit einem Geschirrhandtuch abdecken). Zusätzlich können nach Rücksprache mit dem Arzt Traumeel®-Tabletten eingenommen werden.

4.3 Ermüdungsbruch

Stressfrakturen sind nicht die Folge eines unmittelbaren Traumas, sondern in der Regel Auswirkungen wiederholter Stresseinwirkungen. Bei der Stressfraktur besteht eine Dysbalance zwischen Belastung und Belastbarkeit. Die häufigste Lokalisation einer Stressfraktur ist sicherlich im Bereich des Unterschenkels die Tibia. Häufig tritt die Ermüdungsfraktur in Kombination mit Fußfehlstellungen (Pronationsfehlstellung) auf. Bezüglich der Pathogenese der Ermüdungsfrakturen werden verschiedene Theorien diskutiert.

> **Materialermüdungstheorie**
> Das Zusammenspiel der unterschiedlichen Strukturen (Muskel, Sehne, Knochen) kommt auf Grund hoher Belastungsanforderungen zum Erliegen. Das sogenannte *Zuggurtungsprinzip* zwischen den aktiven und passiven Anteilen des Bewegungsapparats kann die knöchernen Anteile des Skelettsystems nicht mehr schützen. Die auftretenden Kräfte werden ohne Absorption direkt auf die knöchernen Strukturen übertragen.

> **Überlastungstheorie**
> Hohe Biegespannungen, die durch hohe Kontraktionsspannungen der Muskulatur ausgelöst werden, führen bei häufiger Wiederholung zur Fraktur. Begünstigt werden diese Belastungen durch biomechanische Pathologien wie: Beinlängendifferenz, Fußfehlstellung und schlechte Ausrüstung.

Generell unterscheidet man auch zwei Verlaufsformen: einen schleichenden Verlauf, der zunächst als Überlastungserscheinung der medialen Tibiakante imponiert und einen akuten Verlauf mit plötzlicher Belastungverminderung und Schmerz.

4.3.1 Symptome des Ermüdungsbruchs

Ermüdungsfrakturen mit schleichender Problematik sind in der Regel durch ihre belastungsabhängigen Schmerzen auffällig. Mit Ausnahme der akuten Stressfraktur mit Belastungsabbruch und Sofortschmerz sind die Athleten zunächst noch belastbar.

Häufig werden die auftretenden Beschwerden als Periostitis oder andere Weichteilpathologien eingeordnet. Klinisch gesehen, treten die Schmerzen in Kombination mit Schwellungen und/oder Überwärmung der betroffenen Region auf.

- Belastungsschmerz
- Schmerzzyklus
- Schwellung
- Überwärmung
- Druckschmerz

4.3.2 Untersuchung & Tests

Bei der Untersuchung von Verdachtsfällen im Bezug auf Ermüdungsfrakturen darf der erfahrene Untersucher die Einschätzung der Risikofaktoren nicht aus den Augen verlieren. Neben den klassischen Untersuchungsmethoden und bildgebenden Verfahren, wie Röntgen und Szintigrafie, kann eine MRT-Aufnahme Weichteilbegleitreaktionen zur Beurteilung festhalten. Der geschulte Diagnostiker wägt zudem noch die intrinsischen und extrinsischen Risikofaktoren für eine solche Ermüdungsfraktur sorgfältig ab. Faktoren wie Knochendichte und Geschlecht, Alter und Gewicht haben neben den externen Faktoren wie Trainingsumfang und Sportdisziplin eine generelle Wertigkeit bei der Beurteilung der Pathologie.

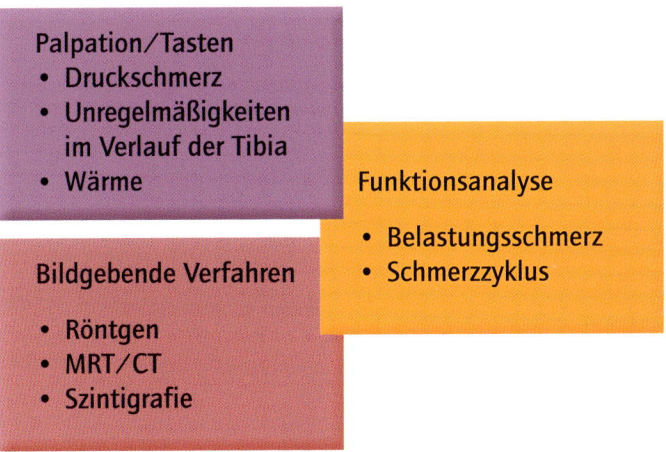

Palpation/Tasten
- Druckschmerz
- Unregelmäßigkeiten im Verlauf der Tibia
- Wärme

Funktionsanalyse
- Belastungsschmerz
- Schmerzzyklus

Bildgebende Verfahren
- Röntgen
- MRT/CT
- Szintigrafie

4.3.3 Behandlung & Therapie

Ermüdungsfrakturen weisen je nach Lage unterschiedlich gute Heilungstendenzen auf. Im Leistungssport werden die Athleten, um frühfunktionell belasten zu können, häufiger operiert. Auch Verletzungen im Bereich des fünften Mittelfußknochens werden in der Regel häufiger operiert als Stressfrakturen an der Tibia. Zunächst wird die Belastung sofort reduziert und eine Entlastung der Region durch Schienen, Gips oder Gehhilfen im Sinne einer konservativen Therapie angeordnet. Sportphysiotherapeutisch können auch Fußgewölbeentlastungstapes angelegt werden.

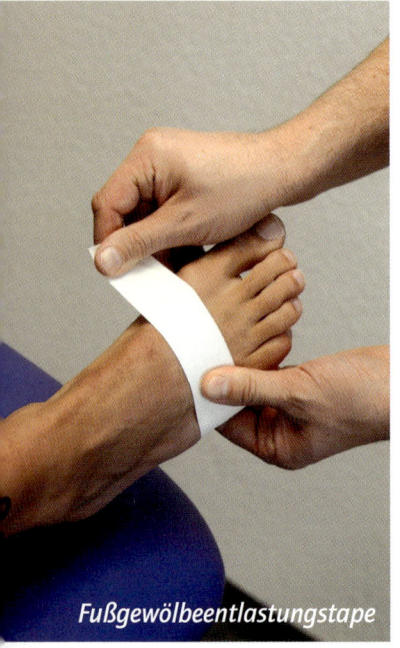
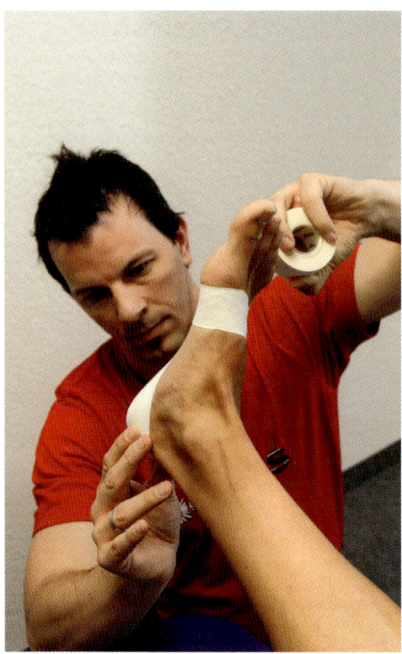
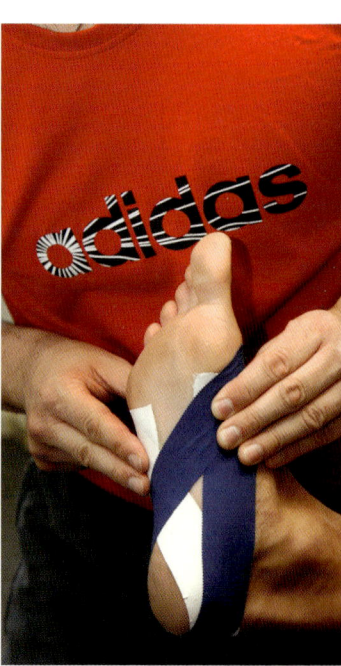

Fußgewölbeentlastungstape

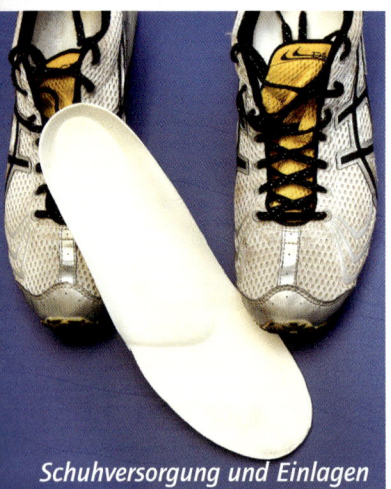

Schuhversorgung und Einlagen

Die operative Therapie erweitert das Spektrum an Nachsorgeverfahren. Die Dauer der Rehabilitation ist nur schwer einzuschätzen. Hängt diese doch zunächst von der ungestört ablaufenden Knochenheilung ab. Des Weiteren ist die Unterscheidung zwischen einer Risikofraktur oder einer Niedrig-Risiko-Fraktur für die Angabe der Therapiezeit wichtig.

Physiotherapeutisch muss ein langsames Heranführen an die Belastungen im Alltag und im Sport erfolgen. Unterstützt wird dies durch Maßnahmen der Trainingstherapie. Dabei wird vor allem auf einen Ausgleich der muskulären Dysbalancen geachtet. Die Rehabilitation von Stressfrakturen im Bereich des Fußes wird durch das Tragen spezieller Einlagen begleitet.

Ersatztraining unverletzer Regionen	Krafttraining wenn belastungsstabil	Sportspezifisches Training

Kontrolle aller umliegenden Funktionen	Therapie nach Vorgabe durch Arzt Verbesserung der Funktion

Akut	Subakut

Übersicht: Knochen – Ermüdungsfraktur

1. Symptome
- Schwellung
- Druckdolenz
- Schmerzzyklus
- Eventuell Wärme

2. Untersuchung
- Palpation
- Bildgebende Verfahren – Röntgen/CT/MRT
- Szintigrafie

3. Erste Hilfe
- Entlasten
- Tape zur Erstversorgung
- Eventuell bei Sofortschmerz → Kühlen

4. Behandlung
- Entlastung
- Gips, Schiene, Puffereinlagen o. Ä., OP
- Physiotherapie nach Arztvorgabe
- Muskuläre Dysbalance ausgleichen
- Biomechanische Kontrolle der unteren Extremität/Becken

5. Training
- Training, nur wenn Pathologie wieder belastungsstabil ist
- Ersatztraining
- Trainingsaufnahme in der Sportdisziplin nach 2-4 Monate

6. Prävention
- Ausrüstung überprüfen
- Technik kontrollieren
- Trainingsplan anpassen
- Regenerationszeiten beachten
- Risikofaktoren beachten und verringern

7. Tschollis TIPP
Der Knochen braucht Kalzium, das z. B. in Milch, Quark usw. vorhanden ist. Außerdem kann auf Kalziumpräparate zurückgegriffen werden.

5   Knorpel

Eine spezielle Form des Bindegewebes ist der Gelenkknorpel. Dieser hyaline Knorpel bildet die Abdeckung der Knochen im Gelenk. Grundsätzlich unterscheidet man drei unterschiedliche Knorpelarten:

> **1. Hyaliner Knorpel**
> **Überzieht in den Gelenken des menschlichen Körpers die gegenüberliegenden Knochenenden, bildet aber auch die Verbindungen zwischen den Rippen und dem Brustbein.**

> **2. Elastischer Knorpel**
> **Kommt u. a. in der Ohrmuschel und im Kehlkopfdeckel vor und ist gelb gefärbt auf Grund seines hohen Anteils an Elastinfasern.**

> **3. Faserknorpel**
> **Bildet unter anderem den äußeren Ring der Bandscheiben (Anulus fibrosus).**

Der hyaline Gelenkknorpel ist so aufgebaut, dass er sehr hohe Druckkräfte, die in einem Gelenk auftreten, aufnehmen kann. Er besteht aus den Knorpelzellen (Chondrozyten, Chondroblasten und Chondroklasten) und der Extrazellularmatrix, die zu 70 % aus Wasser besteht, außerdem u. a. aus Hyaluronsäure und Proteoglykanen. Diese bestehen aus einer zentralen Eiweißkette mit seitlich angelagerten Glukosaminoglukanen. Diese sind negativ geladen und entwickeln dadurch ihre Wasserbindungsfähigkeit.

Ebenfalls in die Grundsubstanz eingebettet sind Kollagenfasern. Kollagen ist das am häufigsten im menschlichen Körper vorkommende Eiweiß und wird von den jeweiligen Bindegewebszellen, den Chondroblasten, produziert. Kollagen lässt sich in Längsrichtung kaum verformen, besitzt also eine sehr hohe Zugfestigkeit. Um die Stabilität weiter zu erhöhen, lagern sich mehrere Kollagenmoleküle zu Kollagenfasern und diese wiederum dann zu Kollagenfibrillen an. Gruppen von Kollagenfibrillen werden zu Kollagenbündeln zusammengefasst. Da der Gelenkknorpel keine eigene Blutversorgung besitzt, muss er über die Synovialflüssigkeit ernährt werden. Bei Entlastung des Knorpels diffundieren Wasser und Nährstoffe in den Knorpel hinein. Bei Belastung gibt der Knorpel Flüssigkeit wieder ab.

Da sowohl die Hyaluronsäure als auch die Proteoglykane hydrophil sind, ist der gesunde Gelenkknorpel wie ein Wasserkissen beschaffen, welches Stöße und Druckbelastungen sehr gut abfedern kann.

Gelenkknorpel kleidet grundsätzlich die sich gegenüberliegenden Gelenkflächen (Kopf und Pfanne) eines Gelenks aus (Ausnahme z. B. Iliosakralgelenk). Diese Gelenke sind umschlossen von einer Gelenkkapsel deren innere Schicht, die Membrana synovialis, die Synovialflüssigkeit in das Gelenk abgibt. Die synoviale Flüssigkeit dient der Ernährung des Knorpels durch Diffusion, gleichzeitig aber auch zur Reibungsminderung innerhalb des Gelenks.

5.1 Knorpelschaden

Durch die eingeschränkte Proliferationsfähigkeit der Knorpelzellen und die fehlende Blutversorgung ist die Heilungstendenz des Knorpelgewebes limitiert. Gelenkbelastungen mit andauerndem Druck auf den Knorpel können den Kompensationsmechanismus des Gewebes übersteigen. Kombiniert mit Mikrotraumen, kann dies zu dauernden Schäden des Knorpelgewebes führen. Knorpelschäden werden in der Literatur klassifiziert. Grundsätzlich macht es Sinn, folgende einfache Unterteilung vorzunehmen:

- **Defekte ohne Veränderung der Gelenkoberfläche,**
- **chondrale Defekte mit unverletzter subchondraler Zone und**
- **osteochondrale Defekte mit Einblutung aus dem subchondralen Bereich.**

Je nach Größe des Schadens und Auswirkungen des Traumas kommt es zu degenerativen Veränderungen und Spätschäden. Folgen können Einschränkungen der Gelenkfunktion sein. Im Einzelnen werden die Sportler auch in Bezug auf ihre disponierenden Faktoren beurteilt.

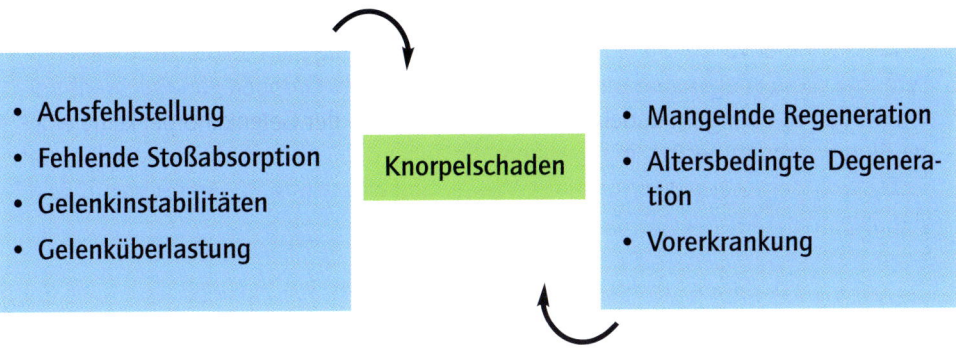

- Achsfehlstellung
- Fehlende Stoßabsorption
- Gelenkinstabilitäten
- Gelenküberlastung

Knorpelschaden

- Mangelnde Regeneration
- Altersbedingte Degeneration
- Vorerkrankung

5.1.1   Symptome Knorpelschaden (Trauma)

Die auftretenden Symptome eines Knorpelschadens sind sehr verschieden. Je nach Schwere der Verletzung werden Pathologien von leichtem Schmerz bis hin zum völligen Funktionsverlust des Gelenks beschrieben.

Generell lässt sich zusammenfassen:

- Schmerzen in den Gelenken
- Ausstrahlende Schmerzen
- Entzündungszeichen
- Funktionsverlust
- Belastungseinschränkung
- Rezidivierende Ergüsse
- Einklemmungserscheinungen bei Gelenkausbildung
- Beschwerdefreie Intervalle sind möglich

5.1.2   Untersuchung & Tests

Knorpeldefekte sind in der Regel durch bildgebende Verfahren darzustellen. Natürlich hilft die Inspektion und die Funktionsanalyse, diese Diagnose zu untermauern. Neben den konventionellen Röntgenbildern kann der Radiologe mit fettunterdrückten Sequenzen in der Magnetresonanz das Knorpelgewebe darstellen. Wichtig ist die Beurteilung der Arthronsituation allgemein. Nicht nur die Beschaffenheit der Oberfläche des Knorpels, sondern auch der Zustand der Kapsel mit eventuell begleitender Synovitis ist von tragender Bedeutung.

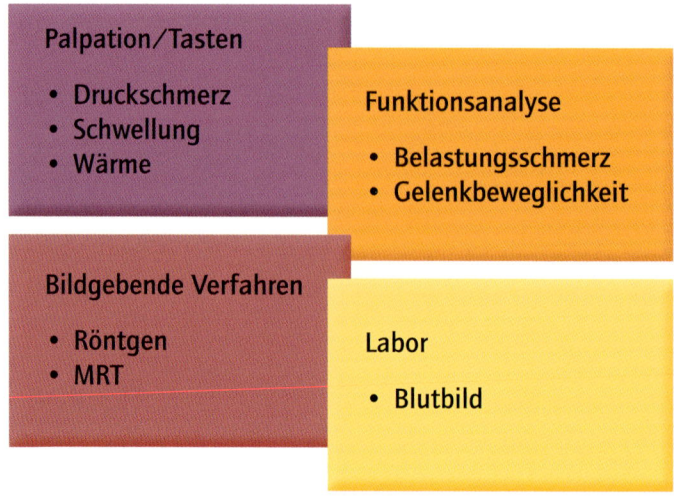

Palpation/Tasten

- Druckschmerz
- Schwellung
- Wärme

Funktionsanalyse

- Belastungsschmerz
- Gelenkbeweglichkeit

Bildgebende Verfahren

- Röntgen
- MRT

Labor

- Blutbild

5.1.3 Behandlung & Therapie

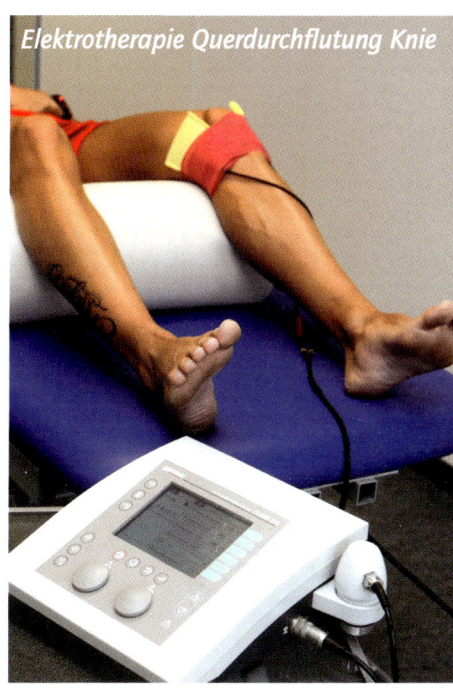
Elektrotherapie Querdurchflutung Knie

Knorpelbehandlungen können sowohl unter einem konservativen als auch unter einem operativen Schwerpunkt laufen. Klassische Verfahren der Krankengymnastik und der manuellen Therapie sollen neben den physikalischen Anwendungen (Elektrotherapie) das Gelenk stabilisieren und die möglichen schmerzhaften und entzündlichen Reize lindern. Eingeschränkte Beweglichkeit wird durch manuelle Techniken verbessert.

Da der Knorpel im Sport schon früh höchsten Belastungen ausgesetzt ist, haben präventive Maßnahmen einen erheblichen Stellenwert. Zu diesen vorbeugenden Möglichkeiten zählt auch die Substitution von Nahrungsergänzungsmitteln (Chondroitinsulfat; Glukosaminoglykan, Dona®). Ärztlich verordnete, antiphlogistisch wirkende Medikamente unterstützen die entzündungsreduzierenden Maßnahmen. Dem stehen konventionelle Operationsmethoden gegenüber, wie z. B.

Mikrofrakturierung, Knorpelknochentransplantation und Chondrozytentransplantation.

Akute Knorpeldefekte können operativ versorgt werden. Dabei kommt es auf eine schnelle Fixierung des Fragments an. Bei kleineren Defekten kann der klinische Verlauf abgewartet werden, da diese oft klinisch unauffällig sind.

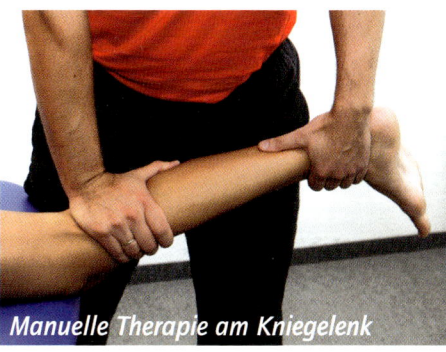
Manuelle Therapie am Kniegelenk

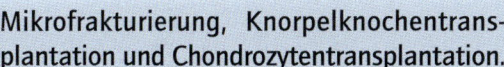

Ersatztraining unverletzter Regionen	Krafttraining, wenn übungsstabil	Sportspezifisches Training
Operativ KG/ET/MT	Beweglichkeitsverbessernde Maßnahmen	
Konservativ KG/ET/MT	Entzündungsreduktion, Stabilisierungsübungen	
Akut	Subakut	

Übersicht: Knorpel – Knorpelschaden

1. Symptome

- Schwellung
- Druckdolenz
- Bewegungsschmerz/Bewegungsblockade
- Wärme

2. Untersuchung

- Palpation
- Bildgebende Verfahren – Röntgen/MRT
- Funktionsbefund

3. Erste Hilfe

- Entlasten
- Bei akutem Knorpeldefekt eventuell Tape (Fixation)
- Kühlen

4. Behandlung

- Konservativ/Nahrungsergänzung
- Operativ/Mikrofrakturierung/u. a.
- Physiotherapie nach Arztvorgabe
- Muskuläre Dysbalance ausgleichen
- Biomechanische Kontrolle der unteren Extremität/Becken

5. Training

- Training nur wenn Pathologie wieder belastungsstabil ist
- Ersatztraining
- Trainingsaufnahme in der Sportdisziplin nach 1-4 Monaten
- Beinachsentraining
- Sensomotorisches Training

6. Prävention

- Ausrüstung überprüfen
- Technik kontrollieren
- Trainingsplan anpassen
- Regenerationszeiten beachten
- Risikofaktoren beachten und verringern
- Ernährung beachten

7. Tschollis TIPP

Zusätzlich zu den bekannten knorpelaufbauenden Präparaten, die oral genommen oder per Spritze in das Gelenk gegeben werden können, ist die Gabe von Symphytum D 6® sehr hilfreich. Spezielle Salbenverbände mit stoffwechselanregenden Wirkstoffen können präventiv gegen Sekundärprobleme wirken.

5.2 Arthrose

Grundsätzlich führt eine kontrollierte sportliche Belastung unter Berücksichtigung der physiologischen Anpassungsmechanismen zu trainingsbedingten anabolen Adaptationen des Knorpels. Durch die Erhöhung der Kollagensynthese kommt es zur Verdickung des Knorpels. Die sportbedingte Arthrose unterliegt daher noch zusätzlich verschiedenen Pathomechanismen, die zu einer frühzeitigen Arthrosis deformans führen können. Symptomatisch verändert sich auch die anatomische Struktur des Gelenks selbst. Es können sich Nekroseherde und Exostosen bilden, die von einer Fibrosierung der Gelenkkapsel begleitet werden.

Athleten in Sportarten mit hoher Gelenkbelastung, wie Fußball, Rugby, sind häufiger von Arthrose betroffen. Denkbar günstiger sind die Belastungen im Schwimmsport oder Skilanglauf. Die sekundär-entzündliche Mitreaktion der Gelenkinnenhaut mit klinischen Zeichen (aktivierte Arthrose) kann sich durch einen Gelenkerguss zeigen. Die gestörte Funktion des Gleichgewichts zwischen physiologischer Belastung und pathologischer Überbelastung führt zu einer Dysregulation der Chondrozytenfunktion.

5.2.1 Symptome einer Arthrose

Die klinischen Symptome einer Arthrose sind vielschichtig. Einerseits kann ein knorpeldestruiernder Einfluss auf das Gelenk sofort inflammatorisch wirksam sein, andererseits kann trotz fortgeschrittener Arthrose mit radiologisch nachweisbarer Veränderung der Knorpeloberfläche der klinische Befund noch asymptomatisch bleiben. Das arthrotisch veränderte Gleitlager eines Gelenks kann wahrscheinlich funktionell noch lange kompensiert werden.

Erst wenn die Funktionalität, d. h. die Zusammenarbeit zwischen den Gelenkrezeptoren und den umliegenden Strukturen, gestört ist (Muskulatur), wird die pathologische Gelenkfunktionsstörung als Arthrose empfunden.

- Schmerzen in den Gelenken
- Ausstrahlende Schmerzen
- Entzündungszeichen
- Funktionsverlust
- Belastungseinschränkung
- Rezidivierende Ergüsse

5.2.2 Untersuchung & Tests

Neben den auffälligen klinischen Zeichen und den Funktionsanalysen in der Befundaufnahme sind die bildgebenden Verfahren geeignete Mittel, um die Verdachtsdiagnose zu bestätigen.

Natürlich wird ein arthrotisch verändertes Gelenk durch sein spezielles Kapselmuster und die Bewegungseinschränkung imponieren. Um Besonderheiten im periartikulären Gewebe festzustellen, kann der Arzt auch sonografische Untersuchungen durchführen. Wichtig ist eine klinische, sonografische und radiologische Klassifikation, um so genau wie möglich stadienbezogen zu therapieren. Auch die Arthroskopie als OP-Maßnahme dient hier noch als Medium der Diagnose. Nicht selten lassen sich Besonderheiten im Bereich der Knorpelgleitlager und Gelenkinnenräume erst durch das arthroskopische Betrachten feststellen.

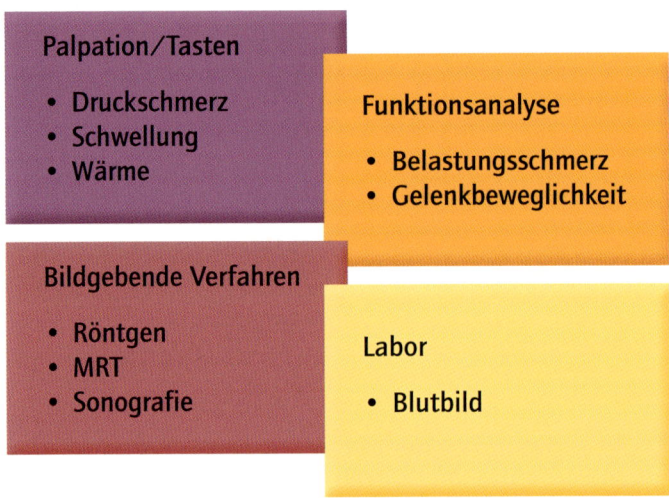

Palpation/Tasten

- Druckschmerz
- Schwellung
- Wärme

Funktionsanalyse

- Belastungsschmerz
- Gelenkbeweglichkeit

Bildgebende Verfahren

- Röntgen
- MRT
- Sonografie

Labor

- Blutbild

5.2.3 Behandlung & Therapie

Systemische und potente topische Antiphlogistika sind in der Regel bei konservativem Input angezeigt. Die topischen Antiphlogistika können als Salbengrundlage mithilfe der Iontophorese oder Phonophorese verwendet werden. Lokale Kältetherapie oder dynamische Kryotherapie, aber auch Wechsel von bewusst gesteuerter Wärme in Kombination mit Kälte, sind Maßnahmen in der physiotherapeutischen Versorgung der Athleten. Wesentliche Nahziele sind immer Schmerzreduktion und Funktionsverbesserung. Dazu bietet die Elektrotherapie

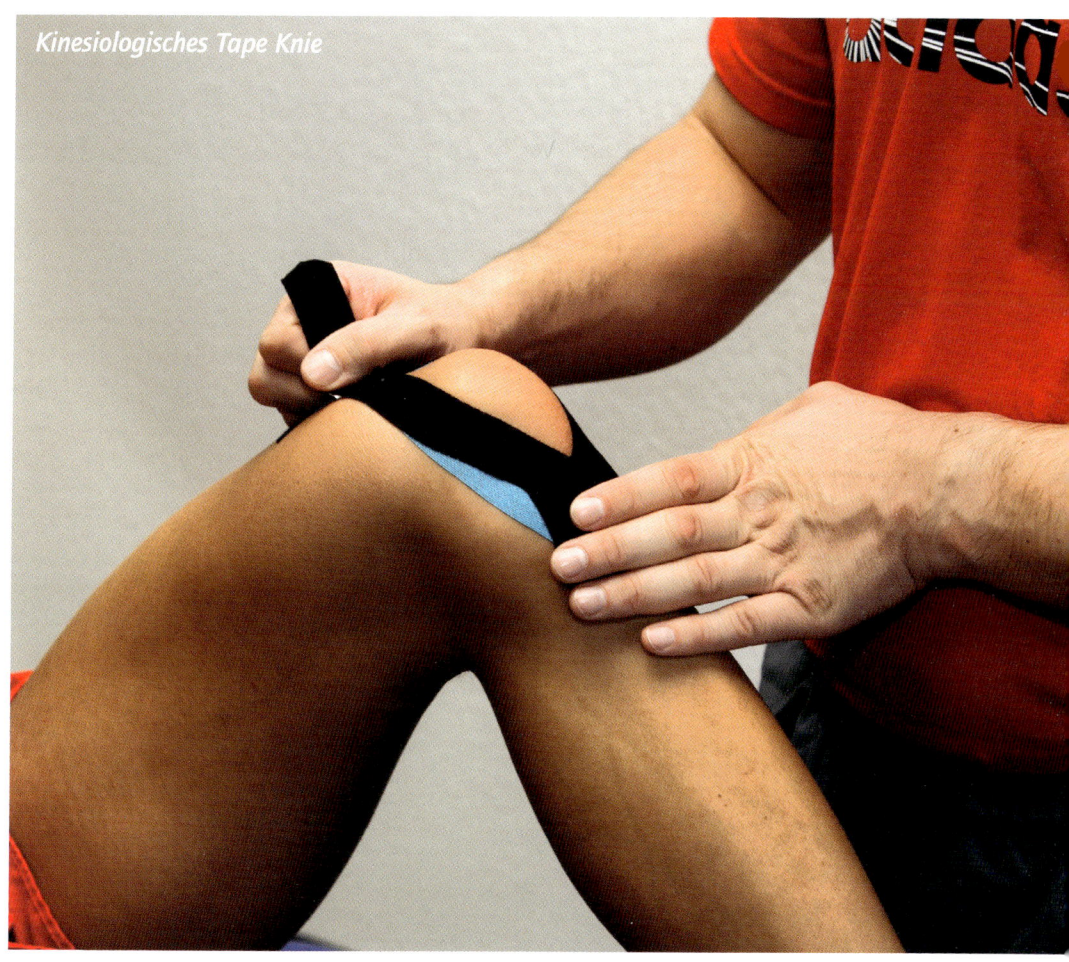

Kinesiologisches Tape Knie

zahlreiche schmerzlindernde Stromformen an. Mobilisierende und kräftigende Krankengymnastik sind weiterhin Basisbausteine einer erfolgreichen Therapie. Moderne Tapeverfahren, wie das Kleben mit elastischem Tape (K-Taping®), unterstützen die manuellen Anwendungen.

Ersatztraining	Krafttraining, wenn reizfrei	Sportspezifisches Training
KG/ET/MT Massage	Beweglichkeitsverbessernde Maßnahmen	
Akut	Subakut	

Übersicht: Knorpel – Arthrose

1. Symptome

- Schwellung/Erguss
- Bewegungsschmerz
- Wärme

2. Untersuchung

- Palpation
- Bildgebende Verfahren – Röntgen/ MRT
- Sonografie/umliegende Strukturen
- Funktionsbefund

3. Erste Hilfe

- Entlasten
- Kühlen

4. Behandlung

- Konservativ/Medikamente
- Operativ/Gelenkersatz
- Physiotherapie nach Arztvorgabe
- Muskuläre Dysbalancen ausgleichen

5. Training

- Training, nur wenn Gelenk reizfrei
- Ersatztraining
- Trainingsaufnahme in der Sportdisziplin nach 1-4 Monaten
- Sensomotorisches Training

6. Prävention

- Ausrüstung überprüfen
- Technik kontrollieren
- Trainingsplan anpassen
- Regenerationszeiten beachten
- Risikofaktoren beachten und verringern
- Ernährung beachten
- Sportart wechseln/Rad/Schwimmen ...

7. Tschollis TIPP

Zusätzlich zu den bekannten, knorpelaufbauenden Präparaten, die oral genommen oder per Spritze in das Gelenk gegeben werden können, ist die Gabe von Symphytum D 6® sehr hilfreich. Hiervon vier Tabletten täglich. Außerdem kann ein Salbenverband mit Ichtholan®-Spezialsalbe über Nacht angelegt werden.

6   Sehnen

Die Sehne gehört zu den nicht-kontraktilen Bindegewebsanteilen im Körper. Die Sehne verbindet letztendlich den Muskel mit dem Knochen. Dabei finden sich anatomisch zwei Übergangsregionen. Zum einen der teno-ossale Übergang zwischen Knochen und Sehne und zum anderen der Übergang zum Muskel in die bindegewebigen Anteile der Muskulatur. Im menschlichen Körper gibt es unterschiedliche Sehnen. Man unterscheidet

Gleit- und Zugsehnen

und Sehnen, die sich in Form und Breite abgrenzen. Der anatomische Aufbau einer Sehne ist unterschiedlich. Hauptbaustein der Sehne sind Kollagenfasern Typ 1 (zugkraftorientiertes Bindegewebe). Die Fasern einer Sehne sind nicht nur wie ein Stahlseil um sich selbst herum angeordnet, sondern sie haben in sich auch noch einmal einen wellenförmigen Verlauf (Pufferkomponente der Sehne). Um eine Sehne herum kann sich eine Gleitschicht bilden. Solche Gleitschichten sind Abgrenzungen zu anderen Strukturen (Knochen). Die Gleitschichten werden **Sehnenscheiden** genannt. So kann gegenüber den umliegenden Strukturen eine reibungsarme Beweglichkeit entstehen.

Der biomechanisch aufwendige Aufbau der Sehne dient einer hohen Zugbelastungsfähigkeit. Durch diesen Aufbau ist aber die Blutversorgung der Sehne eingeschränkt. Adaptations- und Regenerationszeiten werden dadurch negativ beeinflusst. So ist der Anpassungseffekt an ein Krafttraining zeitlich deutlich länger als im Muskelgewebe.

Die Durchblutung ist vor allem an Stellen mit erhöhter Druckbelastung eingeschränkt. An diesen Stellen müssen Osmose- und Diffusionsvorgänge die Stoffwechselleistung übernehmen. Die Orientierung der bindegewebigen Anteile der Sehne ist von der Belastung abhängig. Durch Immobilisation geht die Belastbarkeit der Sehne deutlich zurück. Weiterhin führen Alterungsprozesse der Sehne zur Belastungsabnahme. Durch verminderte Synthesetätigkeiten des Gewebes kommt es zu Strukturverlusten der Sehne.

6.1 Sehnenreizung

Reizungen und Entzündungen im Sehnenbereich sind für jeden Athleten eine sogenannte „red flag". Überlastungssyndrome am Sehnengewebe neigen in hohen Maße zur Chronifizierung. Auffällig ist der Belastungsschmerz, der in verschiedene Stadien eingeteilt werden kann. Sehnenreizungen können sowohl im Verlauf der Sehne als auch an den Insertionsstellen zum Knochen hin auftreten. Dabei wird zwischen einem direkten und indirekten Sehnen-Knochen-Übergang unterschieden.

> **Direkter Sehnenübergang**
> Senkrechtes Eintreffen der jeweiligen Fasern in den Knochen.

> **Indirekter Sehnenübergang**
> Paralleles Anlegen der Fasern an Periost und Knochen.

Im Bewegungsapparat kommen Mischformen mit unterschiedlicher Gewichtung der einen oder anderen Insertion vor. Sind die Belastungen auf die Sehne zu groß und fehlt gleichzeitig noch eine ausreichende Regeneration, dann können die Überlastungen die Sehne minimal verletzen. Heilen diese Verletzungen nicht aus, so können Reizungen und entzündliche Prozesse entstehen (Tendinitis). Auch an den Sehnenscheiden können Irritationen auftreten. Diese Tendovaginitis befällt mit den klassischen Symptomen der Entzündung und einem reibenden Geräusch (Krepitation) das Gleitlager der Sehne. Funktionell dominiert eine eingeschränkte Mobilität mit Schmerzen und Schwellung.

6.1.1 Symptome einer Sehnenreizung

Durch die Überlastung kommt es zu Funktionseinschränkungen der Sehne. Ätiologisch sind die entzündliche Alteration und die relative Überlastung grundlegend für die klinisch feststellbare Funktionsminderung. Druck- und Bewegungsschmerzen sind häufig kombiniert mit Einschränkungen in der Beweglichkeit. Begleitet wird die Pathologie an den Sehnen von sekundären Tendomyosen. Auch Kalkeinlagerungen können Folge einer Veränderung der Sehne und der periartikulären Strukturen sein. Hier liegen dann nicht nur Überlastungssymptome vor, sondern zusätzlich lokale Durchblutungsstörungen.

Entzündliche Sehnenscheide → Tendovaginitis

Sehnenabschnitte ohne Sehnenscheider: z. B. Achillessehne
Entzündliches bindegewebiges Gleitlager → Peri- oder Paratendinitis

Ansatzreizungen der Sehne → Insertionstendinose

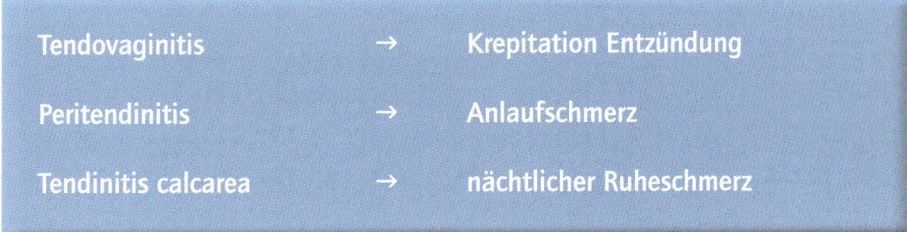

Tendovaginitis	→	Krepitation Entzündung
Peritendinitis	→	Anlaufschmerz
Tendinitis calcarea	→	nächtlicher Ruheschmerz

6.1.2 Untersuchung & Tests

Bei einfacheren Krankheitsbildern, wie z. B. einer Tendovaginitis crepitans, sind in der Regel keine weiteren diagnostischen Verfahren notwendig. Sonografie und MRT werden vor allem bei unklaren chronischen Verlaufsformen als Untersuchungsverfahren eingesetzt. Auch Röntgenbilder können zum Nachweis eines Kalkherdes einer Sehne gemacht werden.

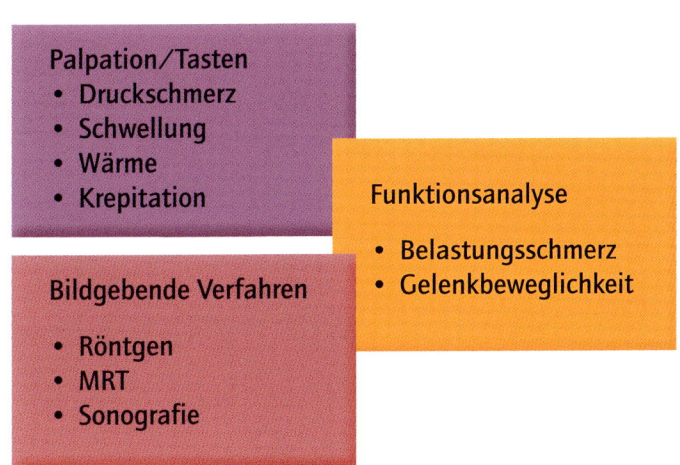

Palpation/Tasten
- Druckschmerz
- Schwellung
- Wärme
- Krepitation

Funktionsanalyse
- Belastungsschmerz
- Gelenkbeweglichkeit

Bildgebende Verfahren
- Röntgen
- MRT
- Sonografie

6.1.3 Behandlung & Therapie

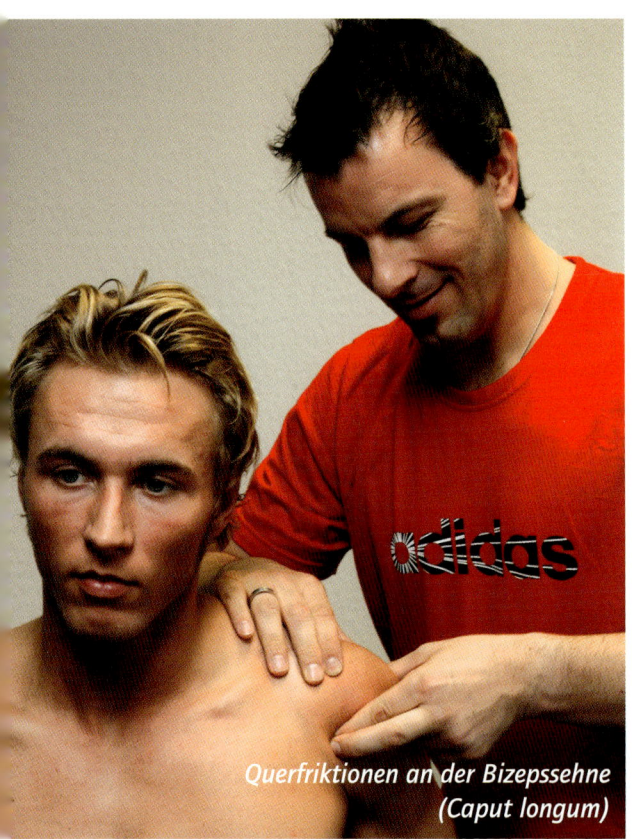

Querfriktionen an der Bizepssehne (Caput longum)

Die Therapiemaßnahmen entsprechen der Vielfalt der Erscheinungsformen. Krankengymnastische Behandlung in Kombination mit Ultraschall und Elektrotherapie und medikamentöse Therapie, verordnet durch den Arzt, sind Hilfestellungen in der Therapie solcher Pathologien. Bei schweren Verläufen ist eine chirurgische Therapie nicht auszuschließen. Bei der Therapie muss darauf geachtet werden, ob es sich bei der Struktur um ein gut oder schlecht durchblutetes Gewebe handelt.

Eine Sonderform der Massagetherapie sind die Querfriktionen nach Cyriax. Dabei wird das Gewebe mit einer speziellen Friktionstechnik quer zum Verlauf so belastet, dass es zur Ausschüttung von vasoaktiven Substanzen kommt, welche die Wundheilungsphasen günstig beeinflussen können.

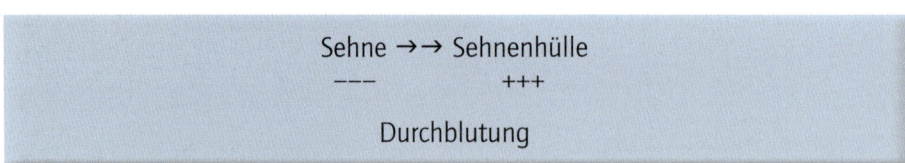

Sehne →→ Sehnenhülle
––– +++
Durchblutung

Übersicht Therapie Sehnenreizung

Ersatztraining	Krafttraining, wenn reizfrei	Sportspezifisches Training

KG/ET/US Massage/QF	Beweglichkeitsverbessernde Maßnahmen	

Akut	Subakut	

Übersicht: Sehne – Sehnenreizung

1. Symptome
- Schwellung
- Bewegungsschmerz
- Wärme
- Krepitation
- Funktionsverlust

2. Untersuchung
- Palpation
- Bildgebende Verfahren – Röntgen/MRT
- Sonografie/umliegende Strukturen
- Funktionsbefund

3. Erste Hilfe
- Entlasten
- Kühlen

4. Behandlung
- Konservativ/Medikamente
- Operativ-chirurgisch
- Physiotherapie nach Arztvorgabe
- Elektrotherapie/Ultraschall
- Querfriktionen
- Kinesio Tapes

5. Training
- Training im schmerzfreien Bereich
- Ersatztraining
- Trainingsaufnahme in der Sportdisziplin nach 1-4 Monaten
- Vor allem exzentrisches Krafttraining

6. Prävention
- Ausrüstung überprüfen
- Technik kontrollieren
- Trainingsplan anpassen
- Regenerationszeiten beachten
- Risikofaktoren beachten und verringern
- Ernährung beachten

7. Tschollis TIPP
Wichtig für das Bindegewebe in den Sehnen ist Selen. Eine Paranuss pro Tag deckt den Tagesbedarf an Selen.

6.2   Sehnenriss

Durch direkte äußere Krafteinwirkungen auf die Sehnen können Spontanrupturen auftreten. Dabei übersteigt die Belastung die Belastungsfähigkeit der Sehne. Treten entsprechende Kraftspitzen auf, so kann auch die gesunde Sehne reißen. Athleten mit degenerativem Vorschaden und Wiedereinsteiger in Sportarten mit reaktiven Belastungsmustern sind besonders gefährdet. Gerade bei exzentrischen Muskelbelastungen treten hohe Kraftspitzen auf, die bei einer vorgeschädigten Sehne zu Rupturen führen können. In der Regel ist der traumatische Riss einer Sehne ein eindeutiges Ereignis und imponiert mit Funktionsverlust der betroffenen Struktur. Besonders betroffen sind Sehnen in folgenden Bereichen:
Achillessehne/Supraspinatussehne/ Bizepssehne/Patellasehne

Natürlich gibt es auch entsprechende Übergangsformen, die als **Partialläsion/-ruptur** bezeichnet werden. Durch allgemeine Erkrankungen (Infekte) und Stoffwechselstörungen können diese Verletzungsmechanismen begünstigt werden.

6.2.1   Symptome eines Sehnenrisses

Akuter Schmerz und Funktionsverlust sind sicherlich dominierende Symptome einer Sehnenruptur. Nicht immer ist mit einer äußeren Deformierung oder einem Konturverlust zu rechnen. Eine anfängliche Dellenbildung ist nach mehreren Stunden infolge einer Schwellungszunahme oft nicht mehr sichtbar. Die Verletzungen an der Achillessehne werden in der Regel mit einem deutlich hörbaren Knall (Peitschenhieb) begleitet.

- Schmerzen
- Funktionsverlust
- Konturunterschiede
- Schwellung
- Kraftverlust
- Hörbares Knallgeräusch (Peitschenhieb)

6.2.2   Untersuchung & Tests

Neben einer funktionellen Untersuchung können apparative Methoden zu Hilfe genommen werden.

Röntgenbild	→	Diagnose von Ausrissfrakturen
MRT	→	degenerative Strukturveränderungen
Sonografie	→	Lokalisation des Risses/Hämatombeurteilung

Vor allem bei Kindern und Jugendlichen müssen die Ausrissfrakturen an besonderen Stellen beachtet werden. Typische Lokalisationen sind:

- Spina iliaca anterior   Darmbeinstachel
- Os ischii   Sitzbeinhöcker

Palpation/Tasten

- Druckschmerz
- Konturverlust
- Schwellung

Funktionsanalyse

- Belastungsschmerz
- Gelenkbeweglichkeit
- Kraftverlust

Bildgebende Verfahren

- Röntgen
- MRT
- Sonografie

6.2.3   Behandlung & Therapie

Operative Therapie	Konservative Therapie
OP soll in den ersten Tagen erfolgen	Frühfunktioneller Beginn
Immobilisation	Immobilisation
Therapie durch Arztvorgabe	Therapie durch Arztvorgabe

In der Regel stellt die Sehnenruptur im Leistungssport eine OP-Indikation dar. Die Behandlung orientiert sich dabei an Alter, sportlicher Aktivität des Athleten und an den therapeutischen Möglichkeiten. Eine strenge Angliederung an die Wundheilungsphasen des Sehnengewebes gibt die funktionellen Belastungsschwerpunkte vor.

Ersatztraining	Krafttraining, wenn reizfrei	Sportspezifisches Training reaktiv
KG/ET	Beweglichkeitsverbessernde Maßnahmen, MT, PNF	
Entzündungsphase	Proliferationsphase	Remodellierungsphase

Übersicht: Sehne – Sehnenriss

1. Symptome

- Schwellung
- Bewegungsschmerz
- Konturverlust
- Funktionsverlust

2. Untersuchung

- Palpation
- Bildgebende Verfahren – Röntgen/MRT
- Sonografie/umliegende Strukturen
- Funktionsbefund

3. Erste Hilfe

- Entlasten
- Kühlen

4. Behandlung

- Operativ-chirurgisch
- Physiotherapie nach Arztvorgabe
- Elektrotherapie/Ultraschall
- Querfriktionen
- Manuelle Therapie umliegender Gelenke
- Kinesio Tapes/Orthesen/Spezialschuhe

5. Training

- Training im schmerzfreien Bereich
- Ersatztraining
- Trainingsaufnahme in der Sportdisziplin nach ca. sechs Monaten
- Vor allem exzentrisches Krafttraining

6. Prävention

- Technik kontrollieren
- Trainingsplan anpassen
- Regenerationszeiten beachten
- Risikofaktoren beachten und verringern
- Ernährung beachten
- Reaktives Training einbauen
- Muskelpflege beachten

7. Tschollis TIPP

Beim Sehnenriss gilt: Arztvorgabe beachten und langsames Auftrainieren mit stufenförmigem Trainingsplan. In der Ruhe liegt die Kraft.

7   Bänder (Ligamente)

Bänder sind Strukturen, die, biomechanisch betrachtet, Bewegungen führen und limitieren können. Sie geben je nach Aufbau Stabilität oder elastische Führungshilfen. Die Steuerung und die Regulation der Gelenkfunktion wird durch in den Bändern liegende Rezeptoren (Propriozeptoren) unterstützt. Bänder werden durch Fibroblasten (Zellen des Bindegewebes) aufgebaut.

In den Ligamenten ist die Zahl der Fibroblasten geringer als in den anderen bindegewebigen Anteilen im Bewegungsapparat. Mit zunehmendem Alter werden diese durch Chondroblasten ausgetauscht, was eine Verringerung der Elastizität zur Folge hat. Die Anordnung der Fasern besteht aus einer Wellenform, um die auftretenden Kräfte erst einmal besser absorbieren zu können.

Die Bänder werden über Blutgefäße versorgt, die im Bereich des Bänder-Knochen-Übergangs liegen. Sie werden aber auch über peristrukturell liegende Gefäße versorgt. Der mikroskopische Aufbau eines Bandes ist in Matrix und Grundsubstanzbestandteile gegliedert. Vergleichbar mit dem Knorpel, besteht hier auch ein hoher Anteil an Wasser. Mit zunehmendem Alter verlieren sich die kollagenen Fasern Typ 1 und es kommt zu einer Zunahme von Kollagen Typ 2.

7.1   Bänderdehnung

Bandverletzungen und Schmerzsyndrome am Kapsel-Band-Apparat sind häufige Verletzungen in der Sportpraxis.

Die Einteilung der Bandläsionen erfolgt nach einem einfachen Schema:

1.   Grad I   → Zerrung
2.   Grad II → partielle Ruptur
3.   Grad III → vollständige Ruptur

Die typische Bänderdehnung wird demnach der Klassifikation Grad I zugeteilt. Grundsätzlich ist die Dehnbarkeit eines Ligaments limitiert. Durch die anatomische

Verlaufsform (Wellenbildung) der Fasern können die Bänder nicht nur besser puffern, sondern auch gleichzeitig etwas an Länge entfalten. Kommt es zu einer hohen Belastung des Bandes, welche über die normale Belastungsfähigkeit hinausgeht, dann wird die homogene antomische Form der Faseranordnung gestört und es kommt zu einer sogenannten Bänderzerrung.

Typischerweise werden die Bänderzerrungen von Schmerzen und Funktionseinschränkungen begleitet. Eine Hämatomausbildung fehlt in der Regel. Dies ist auch die beste, funktionell-optische Abgrenzung zu Grad II Verletzung.

7.1.1   Symptome einer Bänderdehnung

Die Grad I Verletzung des Bandapparats imponiert mit unterschiedlichen Symptomen.

Klinisch betrachtet, tritt ein Hämatom nicht auf. Schmerzen in Positionen mit Zugstress auf das Band bzw. Schmerzen bei der Bewegung des Gelenks sind funktionelle Beschwerdeangaben des Athleten.

- Schmerzen
- Funktionsverlust
- Hämatom
- Schwellung
- Kraftverlust
- Nicht mehr belastbar

Wichtig ist in diesem Zusammenhang ein Verweis auf die entstehenden Instabilitäten. Generell tritt eine Läsion Grad I ohne Instabilitäten auf.

7.1.2   Untersuchung & Tests

Funktionelle Untersuchungen des betroffenen Gelenks mit speziellen Tests lassen auf die Diagnose Bänderdehnung schließen. Dabei wird das Band unter Zugspannung gesetzt und der auftretende Schmerz abgewartet. Neben den klassischen Testmöglichkeiten der manuellen Therapie werden natürlich auch sonografische Verfahren und MRT-Bilder zur Unterstützung eingesetzt. Das Röntgenbild kann eine Ausrissfraktur ausschließen.

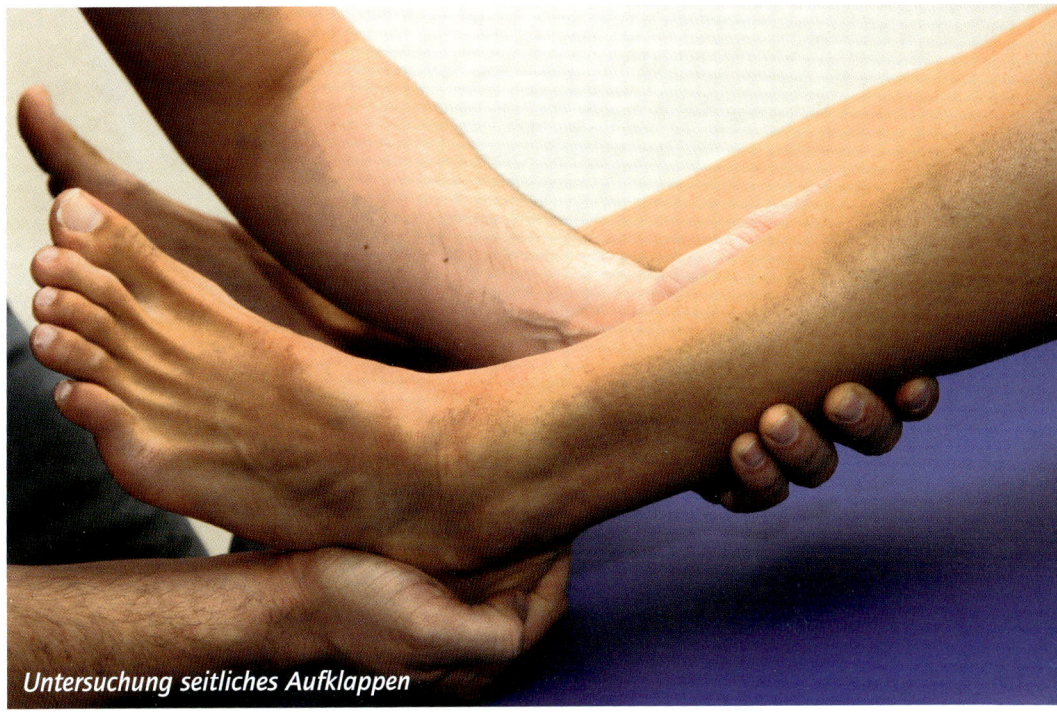

Untersuchung seitliches Aufklappen

Die Breite an manuellen Tests gliedert sich in
* Schubladentests,
* Aufklapptests,
* Gleittests,
* Bewegungstests und
* Widerstandstests.

Palpation/Tasten

* Druckschmerz
* Schubladentests
* Aufklapptests

Funktionsanalyse

* Belastungsschmerz
* Gelenkbeweglichkeit

Bildgebende Verfahren

* Röntgen
* MRT
* Sonografie

7.1.3 Behandlung & Therapie

Für die Initialtherapie wird Kühlung und Entlastung der betroffenen Region vorgeschlagen. Grundsätzlich gilt es, eine funktionelle oder strukturelle Instabilität des betroffenen Gelenks zu vermeiden. Auch schon bei Bänderdehnungen ist es wichtig, eine frühzeitige Wiederherstellung der Propriozeption und eine physiologisch reflexgesteuerte Muskelprotektion herzustellen. Auch das Tragen von Bandagen und Tapeverbänden ist in der Frühphase der Therapie hilfreich.

Gerade bei diesen Läsionen hat sich das Vorgehen nach dem Ersten-Hilfe-Schema PECH bewährt.

P	→	**Pause**
E	→	**Eis/Kühlung**
C	→	**Compression**
H	→	**Lagerung zur Vermeidung von Sekundärproblemen**

Generell lässt sich hier die konservative Therapie gut anwenden. **Deep Friktions** (Querfriktionen), Elektrotherapie und sensomotorisches Training haben einen besonderen Stellenwert.

Unterstützende kinesiologische Tapes helfen in der frühfunktionellen Behandlung, um den Athleten wieder schnellstmöglichst in den Sport zu integrieren.

Ersatztraining Sensomotorik	Krafttraining, wenn reizfrei	Sportspezifisches Training reaktiv

KG/ET/US/QF myofasziale Behandlung	Beweglichkeitsverbessernde Maßnahmen, MT, PNF

Akut	Subakut

Übersicht: Band – Bänderdehnung

1. Symptome
- Bewegungsschmerz
- Funktionsverlust
- Druckschmerz

2. Untersuchung
- Palpation
- Bildgebende Verfahren – Röntgen/MRT
- Sonografie/umliegende Strukturen
- Funktionsbefund
- Tests/Schublade/Aufklappen

3. Erste Hilfe
- Entlasten
- Kühlen
- Tapes
- Bandage

4. Behandlung
- Physiotherapie nach Arztvorgabe
- Elektrotherapie/Ultraschall
- Manuelle Therapie umliegender Gelenke
- Kinesio Tapes/Orthesen
- Myofasziale Techniken
- Querfriktionen

5. Training
- Training im schmerzfreien Bereich
- Ersatztraining
- Trainingsaufnahme in der Sportdisziplin nach ca. 3-4 Wochen

6. Prävention
- Koordinationstraining
- Tapes/Braces tragen
- Risikofaktoren beachten und verringern
- Reaktives Training einbauen

7. Tschollis TIPP
Auch hier ist das Selen sehr wichtig. Außerdem kann ein Retterspitzumschlag Linderung bringen oder Murmeltierfett auf die entsprechende Stelle aufgebracht werden. Dieses Murmeltierfett (in jeder Apotheke erhältlich) wird in einem Topf mit heißem Wasser ca. 10 min erhitzt und dann auf die entsprechende Stelle aufgetragen.

7.2   Bänderriss

Bandrupturen unterliegen meist einem direkten äußeren Trauma. Die vollständige Ruptur eines Ligaments wird von einer Instabilität des Gelenks begleitet. Dies kann sich in einem positiven Schubladentest oder auch in einer nachweisbaren vermehrten Aufklappbarkeit des Gelenks widerspiegeln. Die Kontinuität des Bandes ist zum Teil oder im Ganzen durchbrochen. Die Bandstrukturen können zusätzlich teilweise in der Gelenkkapsel anatomisch verankert sein. Trifft dies an der betroffenen Stelle zu, so werden die Verletzungen auch **Kapsel-Band-Läsionen** genannt.

Bei einem Bänderriss kommt es begleitend zu einer Blutung mit Schwellungszunahme im Gelenk und Einschränkungen der Belastbarkeit. Die eigentliche Bandstruktur, d. h. die Anordnung der kollagenen Fasern Typ 1, wird in der Kontinuität teilweise oder ganz durchbrochen. Die einsetzende Wundheilung startet mit der Entzündungsphase, die auch durch Wärme und Rötung imponieren kann. Die Gelenkstruktur ist jetzt nicht mehr nur funktionell sensomotorisch gestört (gestörte Propriozeption), sondern auch mechanisch. Rupturierte Bänder könne ihre Führungs- und Bremsaufgaben nicht mehr erfüllen. Dadurch kann sich die Bewegung eines Gelenks biomechanisch verändern. Je nach anatomischer Lage eines Bandes sind die Aufgaben recht unterschiedlich. An einigen Gelenken gibt es Bänder, die wesentlich zur mechanischen Stabilität eines Gelenks beitragen. Andere Gelenke besitzen mehr Brems- oder Führungsbänder.

7.2.1   Symptome eines Bänderrisses

Symptomatisch zeigt sich nach einem Bänderriss der deutliche Verlust der Belastbarkeit. Das schließt aber nicht aus, dass einige Sportler nach dem Trauma noch weiter aktiv sein können. Die Mehrzahl aller betroffenen Athleten muss ihre sportliche Betätigung einstellen.

Oftmals sind die Schwellungen so stark, dass schon eine Inspektion ausreicht, um das Ausmaß der Einblutung zu beurteilen.

- Schmerzen
- Funktionsverlust
- Hämatom
- Schwellung
- Kraftverlust
- Nicht mehr belastbar
- Eventuell Aufklappbarkeit oder Schublade vorhanden
- Mögliche deutliche Instabilität

7.2.2 Untersuchung & Tests

Manuelle Untersuchungen und klinische Tests können die Läsion Bänderriss bestätigen. Dazu werden die Gelenke in Positionen gebracht und die betroffenen Bänder unter Zugstress auf ihre Stabilität getestet. Im akuten Fall kann dies je nach Ausmaß der Verletzung nur eingeschränkt möglich sein. Unterschieden wird dabei in Schubladen- oder Aufklapptests. Auch positive Kompressionstests können gelegentlich die Diagnose unterstreichen.

Bildgebende Diagnoseverfahren sind im Leistungssport nahezu alltäglich.

Röntgenbild	Ausschlusss einer Ausrissfraktur
MRT	Weichteilbeurteilung
CT	Knochenbeurteilung
US	Begleitverletzungen Weichteile

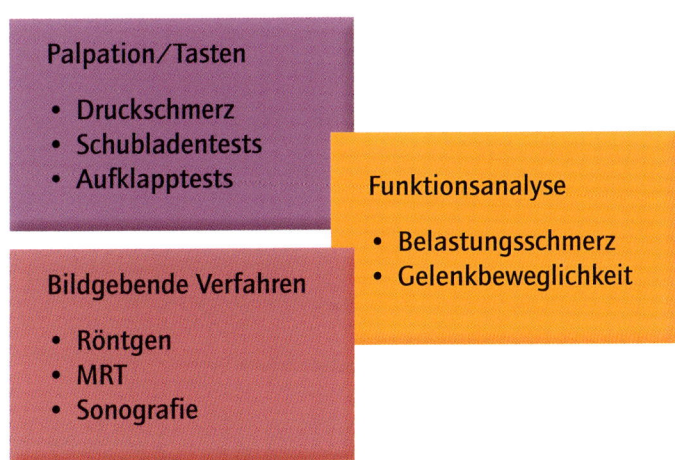

Palpation/Tasten

- Druckschmerz
- Schubladentests
- Aufklapptests

Funktionsanalyse

- Belastungsschmerz
- Gelenkbeweglichkeit

Bildgebende Verfahren

- Röntgen
- MRT
- Sonografie

7.2.3 Behandlung & Therapie

Wie auch in Kap. 7.1 beschrieben, besteht die Initialtherapie darin, großflächiges Einbluten zu vermeiden und den Sportler zu entlasten. Neben der P E C H-Regel kann hier auch noch eine Zweite-Hilfe-Regel angewendet werden.

Nach der Pause – Kühlung – Compression und Lagerung kann (PECH-Regel) der Athlet auch durch

E	Eis/Kühlung
L	Lymphdrainage
C	Compression
H	Lagerung zur Vermeidung von Sekundärproblemen

versorgt werden. Für den weiteren Verlauf der Therapie ist entscheidend, ob der Sportler operiert wird oder nicht. Demnach werden in der Rehabilitation zwei Managementstrategien geführt.

a) Konservativ   **b)** Postoperativ

Ziel ist bei beiden Entscheidungen, die verletzte Struktur wieder frühfunktionell belasten zu können. Dazu sind bei großen Bandverletzungen längere Rehabilitationsverläufe Standard.

Stufen einer rehabilitativen Komplextherapie

1. Stufe: Rehabilitatives Vortraining	2. Stufe: Therapeutisches Muskeltraining
3. Stufe: Medizinisches Krafttraining	**4. Stufe: Sportspezifisches Krafttraining**

Ersatztraining Sensomotorik	Krafttraining, wenn reizfrei	Sportspezifisches Training reaktiv
KG/ET/US Tapes myofasziale Behandlung Lymphdrainage	Beweglichkeitsverbessernde Maßnahmen, MT, PNF	
Entzündung	Proliferation	Remodellierung

Übersicht: Band – Bänderriss

1. Symptome

- Bewegungsschmerz
- Funktionsverlust
- Druckschmerz
- Instabilität
- Fraktur?

2. Untersuchung

- Palpation
- Bildgebende Verfahren – Röntgen/MRT
- Sonografie/umliegende Strukturen
- Funktionsbefund
- Tests/Schublade/Aufklappen

3. Erste Hilfe

- Entlasten
- Kühlen
- Tapes
- Bandage

4. Behandlung

- Physiotherapie nach Arztvorgabe OP ja/nein
- Elektrotherapie/Ultraschall
- Lymphdrainage
- Manuelle Therapie
- Kinesio Tapes/Orthesen!
- Myofasziale Techniken

5. Training

- Training im schmerzfreien Bereich
- Ersatztraining
- Sensomotorik
- Kraftausdauer
- Hypertrophie
- Reaktives Training
- Trainingsaufnahme in der Sportdisziplin nach bis zu 24 Wochen

6. Prävention

- Koordinationstraining
- Tapes/Braces tragen
- Risikofaktoren beachten und verringern
- Reaktives Training einbauen

7. Tschollis TIPP

Umschläge mit Weißkohl, um die Schwellung zu reduzieren. Weiterhin kann der Athlet durch wechselwarme Fußbäder die Blut- und Stoffwechselzirkulation unterstützen. Dies natürlich nicht in der akuten Phase!

B AUSGEWÄHLTE SPORTVERLETZUNGEN UND ÜBERLASTUNGSBESCHWERDEN

8 Verletzungen Fuß/Knöchel/ Unterschenkel

8.1 Supinationstrauma/Umknicktrauma

8.1.1 Anatomie

Das Sprunggelenk ist ein besonderes Beispiel für die Wechselbeziehungen zwischen Knochen, Bandstrukturen und Gelenken, die eine Bewegung ermöglichen. Schienbein (Tibia) und Wadenbein (Fibula) bilden zusammen mit dem keilförmig eingesetzten Sprungbein (Talus) das obere Sprunggelenk. Das untere Sprunggelenk wird aus dem Fersenbein (Calcaneus), Naviculare und dem Talus gebildet. Während im oberen Sprunggelenk (OSG) die Bewegungen in Dorsalextension und Plantarflexion ablaufen, können im subtalaren Gelenk Calcaneusbewegungen (Varus/Valgus/ Rotationsbewegungen) stattfinden.

An der Außen- und Innenseite des Sprunggelenks stabilisieren und führen wichtige Bänder die Gelenkbewegung. In der Gelenkstellung Dorsalextension wird das Gelenk mechanisch-knöchern stabilisiert. Mit zunehmender Plantarflexion nimmt der knöcherne Halt ab und Weichteilgewebe und die umgebenden Bandstrukturen erhalten die Gelenkstabilität. In diesen Bereichen sind die Bänder besonders verletzungsanfällig.

Verletzungsmechanismus
Bei Innendrehung der Fußsohle und des Vorfußes können in Abhängigkeit von Kraft und Ausmaß der Fußstellung (Supination/Inversion) verschiedene Verletzungen entstehen.

- Riss des Ligaments zwischen Talus und Fibula
- Riss des Ligaments zwischen Calcaneus und Fibula

Begleitverletzungen können sein:

- Fraktur der Fibula
- Fraktur des Innenknöchels

Bei Außendrehung der Fußsohle und des Vorfußes können weitere Verletzungen auftreten.

- Riss der Ligamente auf der Innenseite des Fußes
- Riss des Ligaments zwischen Tibia und Fibula-Syndesmosenband

Wird bei einem Trauma der Bewegungsumfang überschritten, kommt es zu einer Schädigung des stabilisierenden Gewebes mit Blutung und Schwellung.

8.1.2   Symptome & Diagnose

- Schmerzen bei Belastung und Bewegung
- Druckschmerz
- Schwellung im Bereich Außenknöchel
- Bluterguss/Hämatom
- Instabilität
- Aufklappbarkeit
- Positive Schublade

Nach etwa 4-6 Tagen kann ein Distorsionstrauma gut beurteilt werden.

TiPP:
Bei Aufklapptests bitte immer an den Seitenvergleich denken.

Inspektion: Hämatomverfärbung
Palpatorisch: Schmerzempfindlichste Bereiche
Funktionell: Instabilität

Neben den funktionellen Gesichtspunkten der Diagnose sind Aufnahmen durch Röntgen oder MRT-Verfahren möglich.

Röntgen: Frakturbeurteilung
MRT: Ausmaß des Weichteilschadens

8.1.3 Therapie & Training

Erste-Hilfe-Kasten:
- PECH-/ELCH-Regel
- Feucht kühle Kompression
- Eventuell Tape
- Entlastung/Gehstütze
- Trauma → Erstversorgung → Arzt
- Diagnose

Therapieziele:
- Schmerzreduktion
- Schulung der Koordination
- Mobilisation
- Aufbau von Muskelkraft
- Verbesserung der Beweglichkeit
- Sportspezifische Belastung

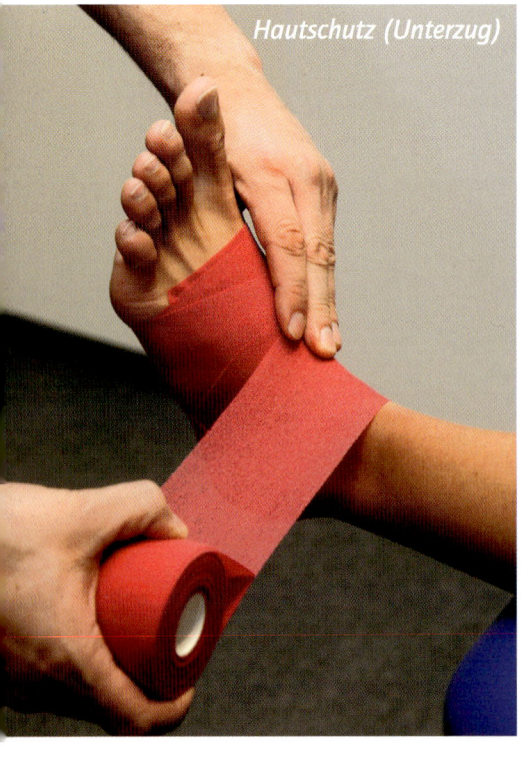

Hautschutz (Unterzug)

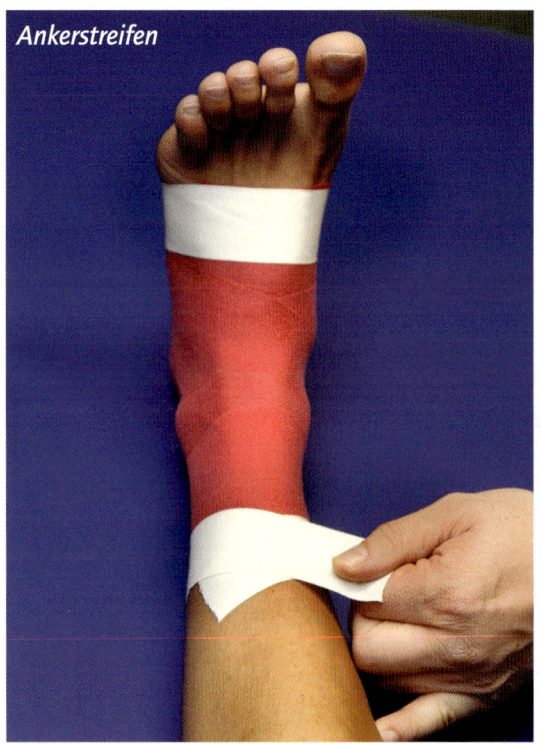

Ankerstreifen

Trophik	Beweglichkeit	Kraft
Lymphdrainage	Manuelle Therapie	Isometrisches Training
Elektrotherapie	Querfriktionen	Funktionstraining
Ultraschall	Massage	Gang-/Laufschule
Heiße Rolle	Dehnen	Reaktives Training

Koordinatives Training ist bei einer Verletzung des Kapsel-Band-Apparats am Fuß sehr wichtig. Nur eine gut geschulte sensomotorische Rückkopplung kann präventiv den Muskel optimal informieren. Während des Trainings kann das Sprunggelenk durch einen Tapeverband stabilisiert werden.

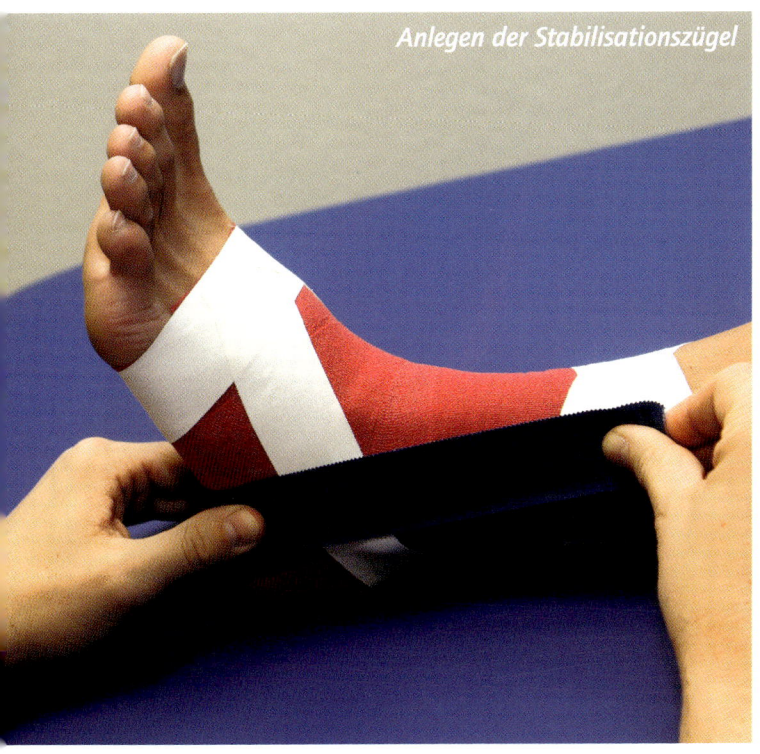

Anlegen der Stabilisationszügel

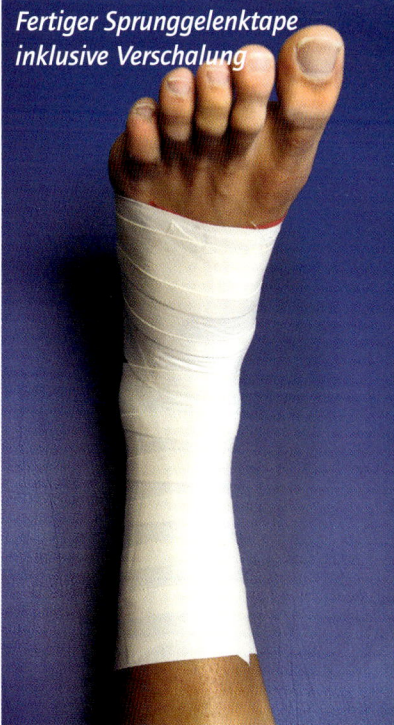

Fertiger Sprunggelenktape inklusive Verschalung

Übersicht: Inversionstrauma

1. Symptome

- Bewegungsschmerz
- Funktionsverlust
- Druckschmerz
- Instabilität
- Eventuell Fraktur
- Schwellung
- Hämatom

2. Untersuchung

- Palpation
- Bildgebende Verfahren – Röntgen/MRT
- Sonografie/umliegende Strukturen
- Funktionsbefund
- Tests/Schublade/Aufklappen

3. Erste Hilfe

- Entlasten
- Kühlen
- Tapes
- Bandage
- Kompressionsverband

4. Behandlung

- Physiotherapie nach Arztvorgabe
- Elektrotherapie/Ultraschall
- Lymphdrainage
- Manuelle Therapie
- Kinesio Tapes/Orthesen!
- Myofasziale Techniken

5. Training

- Training im schmerzfreien Bereich
- Ersatztraining
- Sensomotorik
- Kraftausdauer
- Hypertrophie
- Reaktives Training
- Trainingsaufnahme in der Sportdisziplin nach bis zu sechs Wochen

6. Prävention

- Koordinationstraining
- Tapes/Braces tragen
- Risikofaktoren beachten und verringern
- Reaktives Training einbauen

7. Tschollis TIPP

Kühlende Umschläge mit Retterspitz sind gute Hilfsmittel, um die Schwellung homöopathisch zu behandeln. Erfahrene Praktiker können auch eine Blutegeltherapie anwenden, um die Hämatomresorption zu beschleunigen.

8.2   Achillodynie

8.2.1   Anatomie

Die Achillessehne ist die kräftigste Sehne des Körpers. Sie verbindet die Wadenmuskulatur mit dem Fersenbein. Sie inseriert mit einem direkten Ansatz an den Knochenübergang zum Calcaneus. Die Hauptaufgabe der Achillessehne besteht darin, die Kräfte für einen Fußabdruck zu übertragen. Die Achillessehne ist unterschiedlich lang. Der zum Schollenmuskel zugehörige Teil ist kürzer und der zum Gastrocnemius/Schollenmuskel zugehörige Teil länger. In ihrem unteren Teil ist die Sehne spiralförmig aufgefiedert. Bei einer Achillodynie ist zunächst nur ein kleiner Teil der Sehne schmerzhaft betroffen.

Verletzungsmechanismus

Achillessehnenbeschwerden können vielfältige Ursachen haben. Zum einen sind es exogene Ursachen, also Faktoren von außerhalb und natürlich auch intrinsische Faktoren (körpereigen).

Intrinsische Faktoren sind:
- Fuß-/Beinachsenfehlstellungen
- Fußgewölbefehlstellungen/Überpronation
- Muskuläre Dysbalancen
- Alter des Athleten

Extrinsische Faktoren sind:
- Plötzliche Trainingssteigerung
- Unvorbereitete reaktive Bewegungsmuster
- Schlechte Ausrüstung

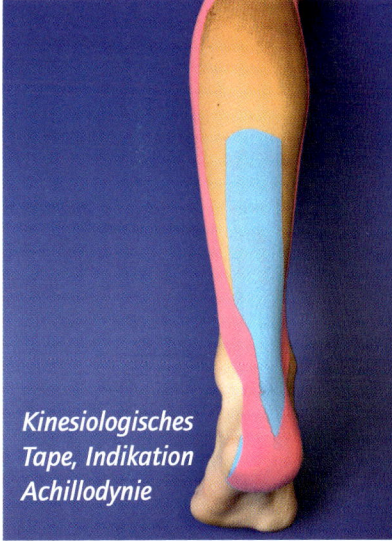

Kinesiologisches Tape, Indikation Achillodynie

Die Belastung der Sehne übersteigt die physiologische Belastbarkeit und es kommt zu unterschiedlichen Beschwerdebildern. Zunächst zeigen sich die Beschwerden nur in Aktivität und später bleiben die Beschwerden auch in Ruhe dominant bestehen.

8.2.2   Symptome & Diagnose

Vermehrte Steifheit des Bindegewebes mit dem Gefühl der Bewegungseinschränkung, vor allem am Morgen und vor Aktivitäten, kombiniert mit lokalen Schmerzpunkten, sind Anzeichen einer Achillodynie. In einigen Fällen findet man lokale Schwellungen. Manchmal ist die schmerzende Stelle nur auf einer Seite einer Sehne zu finden.

- Schmerzen bei Belastung und Bewegung
- Druckschmerz/einseitig
- Schwellung
- Steifigkeit

MRT und Sonografie geben gezielte Auskunft über das Ausmaß der Achillodynie.

8.2.3 Therapie & Training

Erste-Hilfe-Kasten:
- Belastungsreduktion
- Kühle Umschläge
- Eventuell Tape/kinesiologisches Tape
- Eventuell Fersenkeile
- Trauma → Erstversorgung → Arzt
- Diagnose

Therapieziele:
- Schmerzreduktion
- Wiederherstellen einer sportspezifischen Belastbarkeit
- Verbesserung der reaktiven Fähigkeiten der Wadenmuskulatur
- Koordinative Kontrolle des Sprunggelenks verbessern

Trophik	Beweglichkeit	Kraft
Lymphdrainage	Manuelle Therapie	Exzentrisches Training
Elektrotherapie	Querfriktionen	Funktionstraining
Ultraschall	Massage	Gang-/Laufschule
Heiße Rolle/Eis im Wechsel	Dehnen	Reaktives Sprungtraining

Das Übungsprogramm sollte aus Eisbehandlungen, kombiniert mit exzentrischen Trainingsformen für die Wadenmuskulatur, bestehen. In den Krafttrainingspausen sollte der muskuläre Bereich gedehnt werden. Das Training sollte unter sportphysiotherapeutischer Kontrolle gemacht werden. Schmerzt die Sehne, ist die Belastung zu hoch gewählt. Zur Schmerzlinderung kann hier ein präventiv wirksames kinesiologisches Tape angelegt werden.

Übersicht: Achillodynie

1. Symptome
- Bewegungsschmerz
- Funktionsverlust
- Druckschmerz
- Schwellung

2. Untersuchung
- Palpation
- Bildgebende Verfahren – MRT
- Sonografie/umliegende Strukturen
- Funktionsbefund

3. Erste Hilfe
- Entlasten
- Kühlen
- Tapes
- Bandage
- Eventuell Fersenkeil

4. Behandlung
- Physiotherapie nach Arztvorgabe
- Elektrotherapie/Ultraschall
- Lymphdrainage
- Manuelle Therapie
- Kinesiologische Tapes
- Myofasziale Techniken
- Dehnen

5. Training
- Training im schmerzfreien Bereich
- Ersatztraining
- Sensomotorik
- Kraftausdauer
- Exzentrisches Training
- Reaktives Training
- Trainingsaufnahme in der Sportdisziplin bei Schmerzfreiheit
- Sprungtraining

6. Prävention
- Koordinationstraining
- Tapes/Braces tragen
- Risikofaktoren beachten und verringern
- Reaktives Training einbauen

7. Tschollis TIPP
Hier hat sich die Blutegeltherapie bewährt. Sie sollte allerdings nur von erfahrenen Therapeuten durchgeführt werden. Außerdem kann ein Kohlwickel die Entzündung aus dem betroffenen Gebiet ziehen. Hierzu nimmt man frische Weißkohlblätter, verteilt diese auf einem feucht-warmen Tuch und rollt sie mit einem Nudelholz. Diese Blätter legt man dann auf die betroffene Stelle und fixiert sie mit einem Tuch oder einem lockeren Verband. Einwirkzeit: 2-8 Stunden.

Außerdem sollte wieder an Fokalinfekte gedacht werden. Statt eines Weißkohlwickels kann man auch eine Salbe anrühren, aus jeweils einem Drittel Spolera, Enelbin und Chomelanum. Eventuell mit Hyzum anreichern. Dies wirkt sehr stark entzündungshemmend und wird als feuchter Verband angelegt. Das Verbandsmaterial kann zusätzlich vorher in Salzwasser gelegt werden, um die Gefäße zu öffnen. Dadurch wird ein Eindringen der Stoffe verbessert.

8.3   Achillessehnenriss

8.3.1   Anatomie

Die Spontanruptur der Achillessehne findet sich sehr häufig als Sportschaden bei Sportarten mit reaktiven Belastungsmustern. Männer haben ein etwa sechsfaches Mehrrisiko eine solche Verletzung zu erleiden. Da die Sehne im Alter oft zusätzlich degenerativem Verschleiß ausgesetzt ist, finden sich die meisten Achillessehnenrupturen zwischen der dritten und vierten Lebensdekade.

Verletzungsmechanismus
Starke reaktive Kräfte zerren mit einer solchen Belastung an der Sehne (vorgeschädigte Sehne), dass das Bindegewebe zu einer Spontanruptur ganz oder teilweise neigt. Dies kann sowohl bei einer Beschleunigung oder bei starkem Abbremsen geschehen.

Mit der Verletzung können gleichzeitig starke Schmerzen auftreten. Die Ruptur wird gelegentlich von einem Knall begleitet (Peitschenhiebgeräusch).

8.3.2   Symptome & Diagnose

- Delle/Lücke sicht- und tastbar
- Schwellung
- Hämatom/auch tiefer bis in den Fuß
- Unfähigkeit, einbeinig in den Zehenstand zu gehen
- Schmerzen
- Eventuell herabhängender Fuß

Neben dem funktionellen Befund (Thomson-Test) zeigen MRT oder sonografische Kontrollbilder das Ausmaß der Schädigung.

8.3.3 Therapie & Training

Der Arzt entscheidet, je nach Ausgangsbedingungen, ob eine Operation notwendig ist. Im Leistungssport werden die meisten Athleten operativ versorgt.

> **Erste-Hilfe-Kasten:**
> • Kompressionsbandagierung
> • Kühle Umschläge
> • PECH-Regel
> • Trauma → Erstversorgung → Arzt
> • Diagnose

Therapieziele:
- Schmerzreduktion
- Wiederherstellung einer sportspezifischen Belastbarkeit
- Verbesserung der reaktiven Fähigkeiten der Wadenmuskulatur
- Koordinative Kontrolle des Sprunggelenks verbessern
- Funktionelle Narbe erarbeiten
- Muskeldysbalance korrigieren
- Beweglichkeit des Sprunggelenks kontrollieren

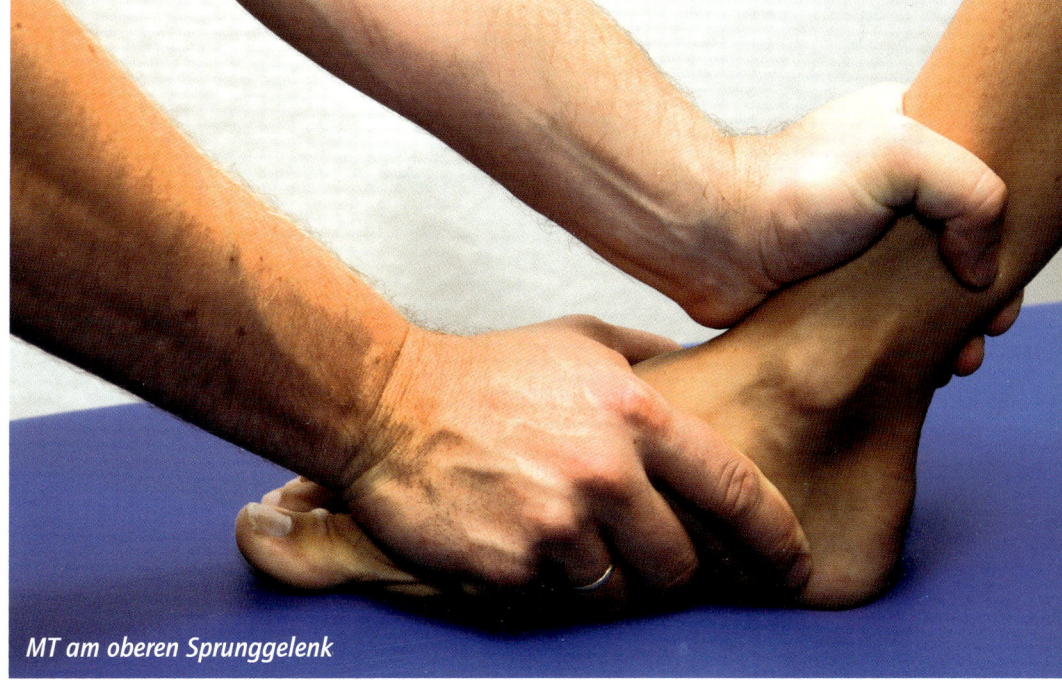

MT am oberen Sprunggelenk

Trophik	Beweglichkeit	Kraft
Lymphdrainage	Manuelle Therapie	Exzentrisches Training
Elektrotherapie	Querfriktionen	Funktionstraining
Ultraschall	Massage	Gang-/Laufschule
Eis	Dehnen	Reaktives Sprungtraining

Je nach Arztvorgabe werden die Athleten nach unterschiedlichen Rehabilitationsschemata behandelt. Bei allen Therapiestrategien ist es aber gleich, dass die Verbesserung der Beweglichkeit des Sprunggelenks schrittweise erfolgen muss.

Dazu werden die Sportler häufig in spezielle Schuhorthesen gebettet, die dann durch eingebaute und austauschbare Fersenerhöhungen eine wichtige Rolle im Rehabilitationsprogramm spielen.

Übersicht: Achillessehnenriss

1. Symptome

- Bewegungsschmerz
- Funktionsverlust
- Druckschmerz
- Schwellung
- Hämatom
- Peitschenknall
- Kraftverlust
- Unfähigkeit, auf einem Bein in den Zehenstand zu gehen

2. Untersuchung

- Palpation
- Bildgebende Verfahren – MRT
- Sonografie/umliegende Strukturen
- Funktionsbefund/Thomson-Test

3. Erste Hilfe

- Entlasten
- Kühlen
- Tapes
- Bandage
- Gehstützen

4. Behandlung

- Physiotherapie nach Arztvorgabe OP ja/nein
- Elektrotherapie/Ultraschall
- Lymphdrainage
- Manuelle Therapie
- Kinesio Tapes
- Myofasziale Techniken
- Dehnen nach Schemavorgabe

5. Training

- Training im schmerzfreien Bereich
- Ersatztraining
- Sensomotorik
- Kraftausdauer
- Exzentrisches Training
- Reaktives Training
- Trainingsaufnahme in der Sportdisziplin bei Schmerzfreiheit nach bis zu sechs Monaten
- Sprungtraining

6. Prävention

- Koordinationstraining
- Tapes/Braces tragen
- Risikofaktoren beachten und verringern
- Reaktives Training einbauen
- Ernährung umstellen

7. Tschollis TIPP

Elektrotherapie und entstauende Maßnahmen sind primäre Verfahren. Hilfreich ist eine ausgewogene Ernährung mit Vitamin C.

8.4   Ermüdungsbruch der Mittelfußknochen

8.4.1   Anatomie

Im Fußskelett schließen sich an die Fußwurzelknochen nahtlos die fünf Mittelfußknochen (Ossa metatarsi) an. Diese kräftigen, kurzen Röhrenknochen verbinden
die Fußwurzel mit den Zehen. Die Knochen stabilisieren das Fußgewölbe in verschiedene Richtungen und sind fundamentaler Bestandteil beim Zuggurtungs-
prinzip im Fuß, d. h., die Knochen federn mit den Bändern und Muskeln die auftretenden Kräfte ab.

Verletzungsmechanismus
Die Ermüdungsfraktur entsteht durch sich wiederholende, intensive Belastungen der
Knochenstrukturen. Im Bereich der Mittelfußknochen können durch Lauf- oder
Sprungbelastungen die Kräfte so groß sein, dass die physiologische Belastungsgren-
ze überschritten sein kann. Die Symptomatik zeigt sich durch Schmerzen bei Belas-
tung, die anfänglich im Ruhezustand wieder verschwinden. Kommt es zu einer Ermü-
dungsfraktur, entsteht häufig ein punktförmiger Druck- oder Klopfschmerz im
Bereich der Fraktur, möglicherweise kombiniert mit einer tastbaren Schwellung.

Da es sich um einen Überlastungsschaden handelt, muss die sportliche Aktivität
zunächst eingestellt werden. Auslösende Faktoren, die außer der hohen Belastung
zusätzlich eine Rolle spielen können, müssen aufgefunden werden, wie z. B. falsches
Schuhwerk, falsche Einlagenversorgung, Achsfehlstellungen der Beine usw.

Ebenfalls muss die Ernährung überdacht werden, da ein Kalziummangel die Ermü-
dungsbrüche begünstigen kann. Ist die Ermüdungsfraktur ausgeheilt, muss alles
daran gesetzt werden, die Belastungsgrenze des Knochens nicht noch einmal zu
überschreiten, d. h. die Mittelfußknochen nicht noch einmal an ihre Belastungsgrenze im Sinne einer Materialermüdung heranzuführen.

8.4.2   Symptome & Diagnose

- Druckschmerz
- Schwellung
- Belastungs-/Kraftverlust
- Klopfschmerz
- Belastungsschmerz

CT, Röntgenbild und MRT sind wichtige Datengeber, um die oft schwierige Diagnose eines Ermüdungsbruchs zu stellen. Manchmal sind die klinisch sichtbaren Zeichen erst viel später zu erkennen, obwohl der Athlet schon längere Zeit funktionelle Beschwerden angibt.

8.4.3 Therapie & Training

Erste-Hilfe-Kasten:

- **Entlastung**
- **PECH-Regel**
- **Trauma → Erstversorgung → Arzt**
- **Diagnose**

Therapieziele:

- Schmerzreduktion
- Wiederherstellung einer sportspezifischen Belastbarkeit
- Unterstützung der Knochenheilung
- Fußgewölbetraining

Trophik	Beweglichkeit	Kraft
Lymphdrainage	Manuelle Therapie	Fußgewölbetraining Vibrationstraining
Elektrotherapie		Funktionstraining
Cryokinetics	Massage	Gang-/Laufschule Reaktives Sprungtraining

Konservative oder operative Therapien stehen sich in diesem Fall gegenüber. Je nach Lage und Befund, z. B. high risk fracture, entscheidet sich der Arzt für die Operation. Die Therapiezeiten können extrem lang sein (bis zu sechs Monaten). Wird der Ermüdungsbruch operiert, so stehen dem Arzt z. B. Schrauben oder winkelstabile Platten zur Verfügung.

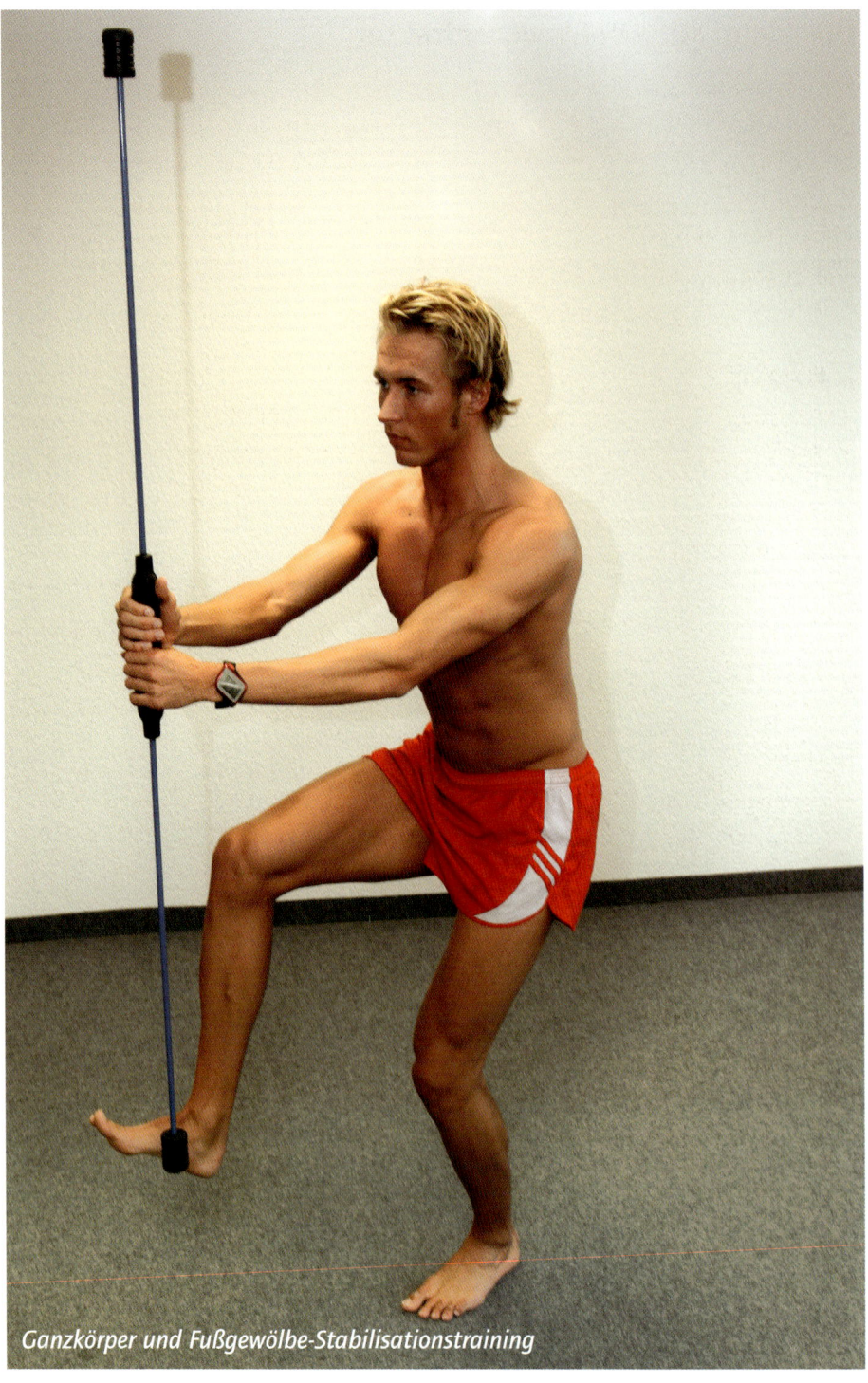

Ganzkörper und Fußgewölbe-Stabilisationstraining

Übersicht: Mittelfußknochenfraktur

1. Symptome

- Bewegungsschmerz
- Funktionsverlust
- Druckschmerz
- Eventuell Schwellung

2. Untersuchung

- Palpation
- Bildgebende Verfahren – MRT/CT
- Röntgenbild
- Gegebenenfalls Szintigrafie

3. Erste Hilfe

- Entlasten
- Kühlen
- Tapes
- Bandage
- Gehstützen

4. Behandlung

- Physiotherapie nach Arztvorgabe OP ja/nein
- Elektrotherapie/Ultraschall
- Lymphdrainage
- Manuelle Therapie
- Kinesio Tapes
- Myofasziale Techniken
- Fußgewölbetraining

5. Training

- Training im schmerzfreien Bereich
- Ersatztraining
- Sensomotorik
- Fußgewölbe Stabilisationstraining
- Reaktives Training
- Trainingsaufnahme in der Sportdisziplin bei Schmerzfreiheit nach bis zu sechs Monaten
- Sprungtraining

6. Prävention

- Koordinationstraining
- Tapes/Braces tragen
- Risikofaktoren beachten und verringern
- Reaktives Training einbauen
- Ernährung umstellen

7. Tschollis TIPP

Der Knochen braucht Kalzium, das z. B. in Milch, Quark usw. vorhanden ist. Außerdem kann man natürlich Kalziumpräparate verwenden, wie z. B. Caltex-D – Kautabletten® von DIHA.

9 Knie

Anatomie

Das Kniegelenk als Verbindung von Ober- und Unterschenkel lässt Beuge- und Streckbewegungen zu sowie in Beugeposition Rotationsbewegungen nach innen und außen. Dies entsteht u. a. durch den von vorne nach hinten stärker werdenden Krümmungsradius der Kufen (Kondylen) des Oberschenkels.

Dadurch wird bei Beugung der Abstand zwischen Ober- und Unterschenkel kleiner und der Bandapparat kann sich entspannen und somit Rotationsbewegungen zulassen. Umgekehrt ist hierdurch das Kniegelenk in voller Streckung arretiert. Diese Arretierung findet auch durch eine leichte Außenrotation am Ende der Streckung statt (Schlussrotation).

Die Gelenkflächen des nahezu plateauförmigen Schienbeins werden u. a. durch einen inneren und äußeren Meniskus, die sichelförmig auf dem Unterschenkel liegen mit gebildet. Sie sind beweglich am Schienbein fixiert und sollen sich bei Bewegungen im Kniegelenk sowohl in Beuge- und Streckpositionen als auch in Rotationsbewegungen, biomechanisch betrachtet, mitbewegen. Diese Bewegung der Menisken wird aktiv durch Faserzüge einzelner Muskeln mit beeinflusst. Innen und außen auf der Gelenkkapsel liegt zusätzlich jeweils ein Innen- und Außenband, welches das Knie bei auftretenden Schwerkräften von der Seite her stabilisiert. Diese Bänder sind in Streckung maximal gespannt und durch ihre Entspannung in Beugeposition geben sie die Rotation und leichte Aufklappbewegungen nach innen und außen am Kniegelenk frei.

Eine Besonderheit am Knie sind die Kreuzbänder, die sich zwischen den beiden Oberschenkelkondylen oder -rollen befinden. Sie sind durch ihren Verlauf in der Lage, das Kniegelenk in fast jeder Position zu stabilisieren. Das vordere Kreuzband verhindert vornehmlich das Weggleiten des Unterschenkels nach vorn (vordere Schublade), das hintere Kreuzband das Weggleiten des Unterschenkels nach hinten (hintere Schublade).

Als biomechanisch zusätzliches Gelenk findet sich die Kniescheibe in ihrem Gleitlager. Sie überträgt die Kraft des Oberschenkelstreckers (Musculus quadriceps femoris) über die Patellasehne auf das Schienbein. Sie wirkt für diesen Muskel praktisch wie eine Umlenkrolle, um die große Kraft möglichst optimal für die Kniestreckung umsetzen zu können. Dabei muss sie auf einer eigenen Gelenkfläche am Oberschenkel nach oben und unten gleiten können.

TiPP!

Oberschenkelstrecker und -beuger stehen im Normalfall in einem Kräfte-verhältnis von 1:0,7 zugunsten des Oberschenkelstreckers zueinander. Dieses Kräfteverhältnis ist entscheidend, um die Bewegung des Kniege-lenks optimal ablaufen zu lassen und um Verletzungen zu vermeiden. Der Umkehrschluss ist also, dass Kniegelenkprobleme häufig durch ein Miss-verhältnis dieser beiden Muskelgruppen entstehen können.

9.1 Meniskusverletzungen

9.1.1 Anatomie

Meniskusverletzungen (Meniskusrisse) können durch Einklemmen, z. B. beim Umknicken, durch Krafteinwirkung von außen, aber auch dadurch, dass die Menis-ken durch die muskuläre Führung nicht optimal in die entsprechende Position bewegt werden, entstehen.

Man unterscheidet primär:

• Strukturschäden am Meniskus (Meniskusdefekt),
• Aufhängungsproblematiken (Beweglichkeit des Meniskus ist eingeschränkt) und eine
• Kombination aus Strukturschäden und Aufhängungsproblematiken.

Verletzt werden können die verschiedenen Anteile (Vorderhorn, Korpus, Hinterhorn) des Meniskus. Da der Innenmeniskus mit dem Innenband und der inneren Kapsel verwachsen ist, ist er nicht so mobil wie der Außenmeniskus und dadurch anfälli-ger für Verletzungen. Typische Symptomatik einer Meniskusverletzung kann ein ste-chender Schmerz im Knie mit Bewegungseinschränkung bis hin zu einem Blockie-rungsgefühl sein.

Betrachtet man die Menisken rein biomechanisch, steht neben der Stoßabsorption dominant im Vordergrund:

• Herabsetzung der Oberflächenreibung,
• Verbesserung der Gelenkkongruität und
• Vergrößerung der Gelenkkontaktflächen.

Ein höheres Lebensalter stellt eine physiologische Disposition für einen überlastungsbedingten Meniskusschaden dar, denn schon ab dem dritten Lebensjahrzehnt kann man histologische Veränderungen am Meniskusgewebe feststellen. Der Meniskus ist, bezogen auf seinen Durchblutungsgrad, grob in drei große Teilbereiche einzuteilen:

Außen   → red-red Zone/Durchblutung +++

Mitte   → red-white Zone/Durchblutung +

Innen   → white-white Zone/Durchblutung - - -

9.1.2   Symptome & Diagnose

- Schmerzen/belastungsabhängig
- Rezidivierende Gelenkblockierungen
- Schwellung
- Ergussbildung
- Belastungs-/Kraftverlust

Klinische Untersuchungszeichen können sein:
- Überstreckungsschmerz
- Schmerzen bei maximaler Beugung im Knie
- Druckschmerz am Gelenkspalt
- Möglicher Rotationsschmerz
- Muskelatrophie

9.1.3   Therapie & Training

Erste-Hilfe-Kasten:
- Entlastung
- PECH-Regel
- Eventuell Gehstützen
- Trauma → Erstversorgung → Arzt
- Diagnose

Apley-Meniskustest mit Druck und Rotationsstress

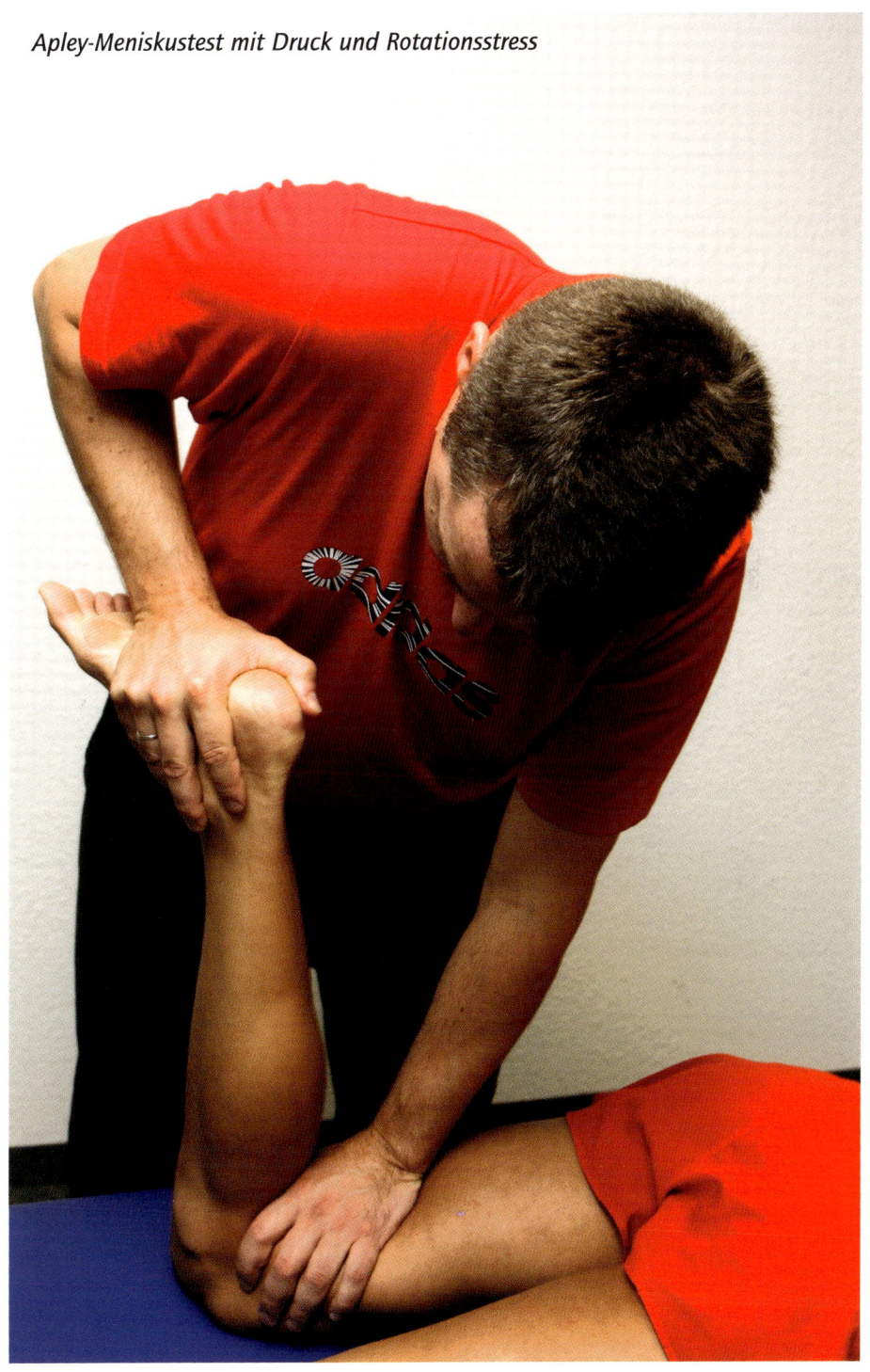

Therapieziele:
- Schmerzreduktion
- Wiederherstellung einer sportspezifischen Belastbarkeit
- Beweglichkeitsverbesserung
- Muskelkräftigung

Trophik	Beweglichkeit	Kraft
Lymphdrainage	Manuelle Therapie	Beinachsentraining Vibrationstraining
Elektrotherapie	PNF	Funktionstraining
Cryokinetics	Massage	Gang-/Laufschule Reaktives Sprungtraining

Wird der Athlet an einer Mensikusverletzung operiert, gibt der behandelnde Arzt ein Rehabilitationsschema vor, das z. B. eine zeitverzögerte Vollbelastung des operierten Beins vorsehen kann. Je nach Begleitschaden im Kniegelenk sind diese Zeitschemata sehr variabel.

Übersicht: Meniskusverletzung

1. Symptome
- Bewegungsschmerz
- Funktionsverlust
- Druckschmerz
- Eventuell Schwellung
- Erguss
- Blockierungserscheinungen

2. Untersuchung
- Palpation
- Bildgebende Verfahren – MRT/CT
- Klinische Tests/Apley, Mc Murray usw.

3. Erste Hilfe
- Entlasten
- Kühlen
- Tapes
- Bandage
- Gehstützen

4. Behandlung

- Physiotherapie nach Arztvorgabe OP ja/nein
- Elektrotherapie/Ultraschall
- Lymphdrainage
- Manuelle Therapie
- Kinesio Tapes
- Myofasziale Techniken
- Beinachsentraining

5. Training

- Training im schmerzfreien Bereich
- Ersatztraining
- Sensomotorik
- Beinachsen Stabilisationstraining – geschlossenes System
- Reaktives Training
- Trainingsaufnahme in der Sportdisziplin bei Schmerzfreiheit nach bis zu sechs Monaten
- Sprungtraining

6. Prävention

- Koordinationstraining
- Tapes/Braces tragen
- Risikofaktoren beachten und verringern
- Reaktives Training einbauen
- Ernährung umstellen

7. Tschollis TIPP

Eine Salbe zur Linderung der Entzündung: Beinwell, Ringelblume, Arnika, Johanneskraut, Spitzwegerich und Teebaumöl zu gleichen Teilen mischen und als Salbenverband auf die entsprechende Stelle auftragen. Achtung: Bei Salbenverbänden am Knie sollte die Kniekehle unbedingt mit Watte abgepolstert werden, damit es nicht zu einer Stauung der Blut- und Lymphgefäße kommt.

9.2 Innenbandverletzungen am Knie

9.2.1 Anatomie

Die Stabilität des Kniegelenks auf der Innenseite wird vornehmlich durch das Ligamentum collaterale mediale (Innenband) hergestellt. Das Innenband ist im eigentlichen Sinne dreigeteilt:

1. das oberflächliche Innenband,
2. das tief liegende Innenband und
3. das hintere Schrägband (Ligamentum obliquus posterior).

Das Band ist ca. 10-12 cm lang und etwa 0,5 cm breit. Das Band ist so konstruiert, dass bei Beugung und Streckung die vorderen Fasern angespannt oder entspannt sind und bei Rotation nach außen die hinteren Faserzüge dieses Bandes die Bewegung limitieren. Biomechanisch betrachtet, sichern die Anteile des Innenbandes das Knie gegen eine Auswärtsabklappbewegung (Valgus) des Unterschenkels und die Außenrotation der Tibia.

9.2.2 Symptome & Diagnose

- Schmerzen/belastungsabhängig
- Schmerzen bei Valgusstress
- Schwellung in Kombination mit schweren Begleitverletzungen

Eine Überprüfung der Bandführung unter Valgusstress soll sich an folgender Einteilung orientieren:

Grad 0	keine Aufklappbarkeit
Grad 1	< 5 mm Aufklappbarkeit
Grad 2	< 10 mm Aufklappbarkeit
Grad 3	< 15 mm Aufklappbarkeit

Die mediale Instabilität sollte primär in Streckstellung und in etwa 20-30°-Beugung durchgeführt werden. Röntgenbilder können Frakturen ausschließen.

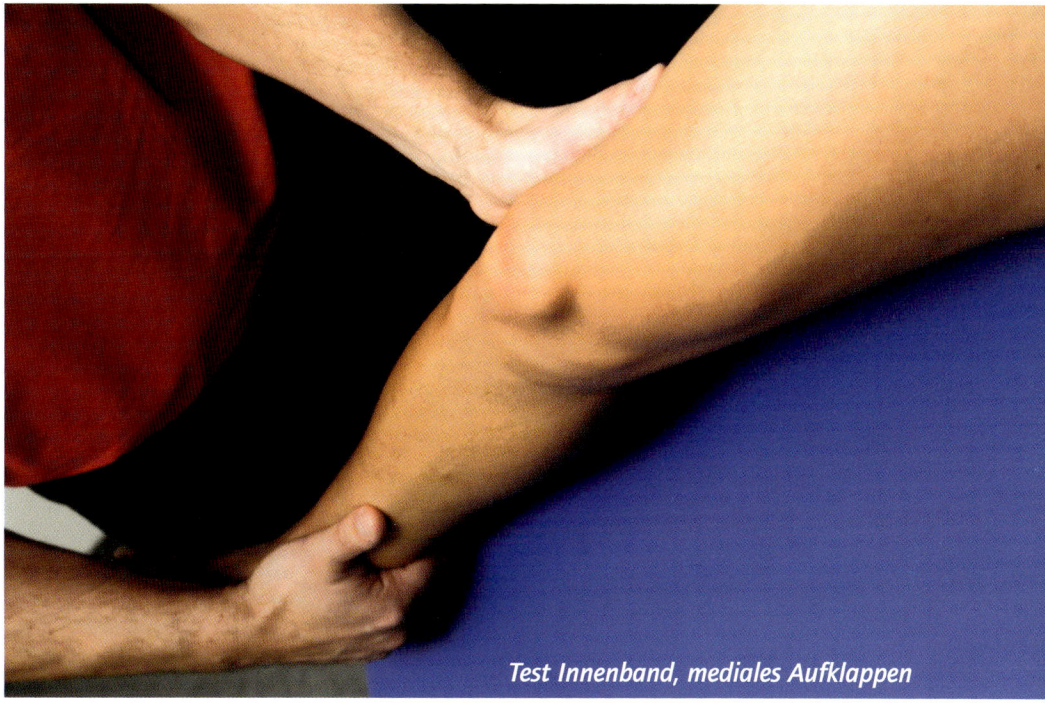

Test Innenband, mediales Aufklappen

9.2.3   Therapie & Training

Erste-Hilfe-Kasten:
- Entlastung
- PECH-Regel
- Tapes
- Eventuell Gehstützen
- Trauma → Erstversorgung → Arzt
- Diagnose

Therapieziele:
- Schmerzreduktion
- Wiederherstellung einer sportspezifischen Belastbarkeit
- Beweglichkeitsverbesserung
- Muskelkräftigung
- Verbesserung der Bandstabilität
- Vermeiden von Sekundärproblemen

Trophik	Beweglichkeit	Kraft
Lymphdrainage	Manuelle Therapie	Beinachsentraining Vibrationstraining
Elektrotherapie	Querfriktionen	Funktionstraining Pes-Anserinus-Gruppe
Cryokinetics	Massage	Gang-/Laufschule
	Tender-Point-Behandlungen	Reaktives Sprungtraining

Natürlich sind Grad-1-&-2-Läsionen deutlich schneller sportspezifisch therapiert als die großen Läsionen 3 & 4 mit Begleitverletzungen etwa wie Kreuzbandrissen u. Ä.

Übersicht: Innenbandverletzungen

1. Symptome

- Bewegungsschmerz
- Funktionsverlust
- Druckschmerz
- Eventuell Schwellung/Begleitverletzung
- Aufklappbarkeit
- Verändertes Endgefühl bei Stressposition des Bandes

2. Untersuchung

- Palpation
- Bildgebende Verfahren – MRT/CT
- Aufklapptest 0° und ca. 30°-Beugung

3. Erste Hilfe

- Entlasten
- Kühlen
- Tapes
- Bandage
- Gehstützen

4. Behandlung

- Physiotherapie nach Arztvorgabe OP ja/nein
- Elektrotherapie/Ultraschall
- Lymphdrainage
- Manuelle Therapie
- Querfriktionen
- Kinesiologische Tapes
- Myofasziale Techniken
- Beinachsentraining

5. Training

- Training im schmerzfreien Bereich
- Ersatztraining
- Beinachsen Stabilisationstraining
- Training Pes-Anserinus-Gruppe
- Reaktives Training
- Trainingsaufnahme in der Sportdisziplin bei Schmerzfreiheit nach bis zu sechs Monaten
- Sensomotorik
- Sprungtraining

6. Prävention

- Koordinationstraining
- Tapes/Braces tragen
- Risikofaktoren beachten und verringern
- Reaktives Training einbauen
- Ernährung umstellen

7. Tschollis TIPP

Auch hier ist das Selen sehr wichtig. Außerdem kann ein Retterspitzumschlag Linderung bringen oder Murmeltierfett auf die entsprechende Stelle aufgebracht werden. Dieses Murmeltierfett (in jeder Apotheke erhältlich) wird in einem Topf mit heißem Wasser ca. 10 min erhitzt und dann auf die entsprechende Stelle aufgetragen.

9.3 Kreuzbandverletzungen

9.3.1 Anatomie

Das sehr kräftige vordere Kreuzband ist so konstruiert, dass es neben einer Stabilisierung des Kniegelenks auch genügend Spielraum für die Bewegung des Kniegelenks zulässt. Um dies zu gewährleisten, ist das Band in unterschiedliche Faserbündelanteile aufgeteilt. In der Mitte ist das Band relativ dünn und an seinen Enden verbreitert es sich zunehmend. Das vordere Kreuzband (VKB) liegt im Kniegelenk und ist von der Gelenkflüssigkeit eingehüllt. Das VKB ist der Hauptstabilisator gegen eine vordere Schublade.

Verletzungsmechanismus
Isolierte Verletzungen treten häufig bei:
- Innenrotation + Hyperextension (Überstreckung) und
- Außenrotation + Valgusstress auf.

Kombinierte Verletzungen treten zunehmend bei seitlichem Knieaufprall auf.

Es besteht auch die Möglichkeit einer kombinierten VKB- und HKB-Läsion. Ist das Innenband und der Innenmeniskus in Kombination mit dem VKB betroffen, so wird diese Kombination als „Unhappy Triad" bezeichnet.

9.3.2 Symptome & Diagnose

- Schmerzen/belastungsabhängig
- Schublade vordere
- Erguss
- Giving Way/Wegknicken des Knies
- Hämarthros/Blutung im Kniegelenk
- Schwellung
- Bewegungseinschränkung

Klinische Tests müssen erst einmal eine sichere Diagnose der VKB-Ruptur bestätigen. Daher muss eine Läsion des hinteren Kreuzbandes ausgeschlossen werden, um nicht durch eine bestehende hintere Schublade irregeführt zu werden. Dazu kann der Arzt auch gehaltene Kniegelenkaufnahmen durchführen, die den Verdachtsbefund bestätigen können. Eine Reihe von Schubladentests findet sich in der Literatur wieder. Bewährt haben sich sicherlich der Lachmann-Test des Kniegelenks in etwa 30°-Beugestellung des Kniegelenks. Hierbei wird die Tibia im Verhältnis zum Oberschenkel nach vorne translatiert. Die vordere Schublade in etwa 90°-Flexion kann dann in neutraler oder innenrotierter Kniegelenkstellung das Ergebnis bestätigen.

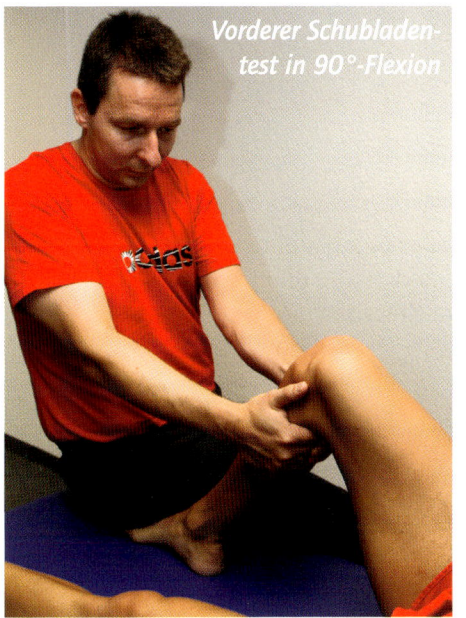

Vorderer Schubladen-test in 90°-Flexion

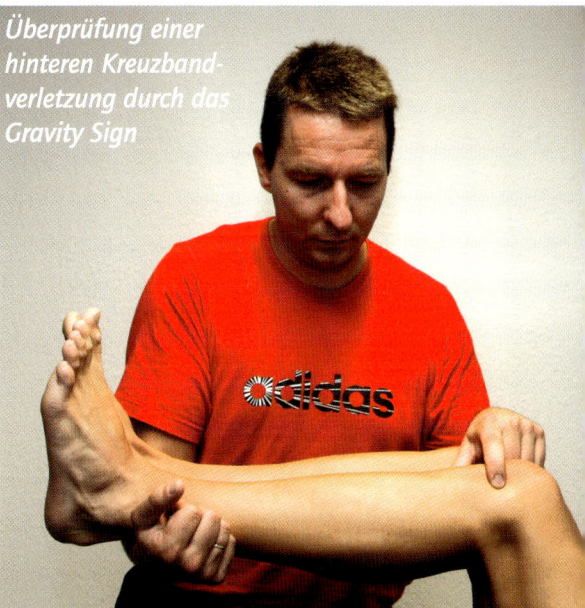

Überprüfung einer hinteren Kreuzbandverletzung durch das Gravity Sign

Der Ausschluss einer HKB-Verletzung erfolgt durch das Gravity Sign. In Beugeposition des Knies werden die gehaltenen Fersen des Sportlers aktiv nach unten gezogen. Positiver Test bei gleiten der Tibiabank nach hinten.

9.3.3   Therapie & Training

Erste-Hilfe-Kasten:
- Entlastung
- PECH-Regel
- Tapes
- Eventuell Gehstützen
- Trauma → Erstversorgung → Arzt
- Diagnose

Therapieziele:
- Schmerzreduktion
- Wiederherstellung einer sportspezifischen Belastbarkeit
- Beweglichkeitsverbesserung
- Muskelkräftigung
- Verbesserung der Bandstabilität
- Vermeiden von Sekundärproblemen

Trophik	Beweglichkeit	Kraft
Lymphdrainage	Manuelle Therapie	Beinachsentraining Vibrationstraining
Elektrotherapie		Funktionstraining der Beuge- und Streckmuskulatur des Oberschenkels
Cryokinetics	Massage	Gang-/Laufschule
	Dehnungen	Reaktives Sprungtraining

Übersicht: Kreuzbandverletzungen

1. Symptome

- Bewegungsschmerz
- Funktionsverlust
- Eventuell Schwellung/Begleitverletzung
- Positive Schublade vordere
- Lachmann-Test positiv
- Giving Way
- Verändertes Endgefühl bei Stressposition des Bandes

2. Untersuchung

- Palpation
- Bildgebende Verfahren – MRT/CT
- Lachmann-Test
- Vordere Schublade
- Ausschub einer hinteren Schublade

3. Erste Hilfe

- Entlasten
- Kühlen
- Tapes
- Bandage
- Gehstützen

4. Behandlung

- Physiotherapie nach Arztvorgabe OP ja/nein
- Elektrotherapie/Ultraschall
- Lymphdrainage
- Manuelle Therapie
- Kinesiologische Tapes
- Myofasziale Techniken
- Beinachsentraining

5. Training

- Training im schmerzfreien Bereich
- Ersatztraining
- Sensomotorik
- Beinachsen Stabilisationstraining
- Training der Strecker & Beuger der Oberschenkelmuskulatur
- Reaktives Training
- Trainingsaufnahme in der Sportdisziplin bei Schmerzfreiheit nach bis zu sechs Monaten
- Sprungtraining

6. Prävention

- Koordinationstraining
- Tapes/Braces tragen
- Risikofaktoren beachten und verringern
- Reaktives Training einbauen
- Ernährung umstellen

7. Tschollis TIPP

Grundsätzlich kann man nach Bandoperationen das Abschwellen des Operationsgebiets durch Retterspitzumschläge oder auch Kohl- oder Quarkumschläge begünstigen. Um einer Übersäuerung vorzubeugen, sollten wassertreibende Nährstoffe, wie z. B. Ananas, auf dem Ernährungsplan stehen.

9.4   Patellaspitzensyndrom

9.4.1   Anatomie

Die chronische, schmerzhafte Überlastung der Kniescheibensehne im Bereich des Knochensehnenübergangs nennt man Patellaspitzensyndrom oder „Jumper's Knee". Hauptursache dieses Beschwerdebildes ist eine maximale Zugbeanspruchung der Kniescheibensehne, besonders bei Sprungsportarten (daher der Name „Jumper's Knee"). Auch andere Sportarten, wie z. B. Joggen, Tennis oder Gewichtheben, können zum Patellaspitzensyndrom führen.

Die Zugbeanspruchung dieser Sehne ist auch abhängig von der Muskelleistung der Quadrizepsmuskulatur. Bei muskulären Dysbalancen wird diese Zugbeanspruchung oft einseitig auf die Patella und damit auch auf die Sehne übertragen.

Verletzungsmechanismus
Eine muskuläre Dysbalance oder eine verminderte Dehnfähigkeit der Muskulatur können die Symptomatik begünstigen. Durch die hohe wiederkehrende Belastung kommt es zu degenerativen Veränderungen im Bereich des Sehnengewebes.

Anfangs sind die Schmerzen beim Patellaspitzensyndrom belastungsabhängig. Im weiter fortgeschrittenen Stadium schmerzt der Kniescheibensehnenansatz permanent im Alltag, z. B. beim Treppensteigen. Da es sich um einen degenerativen Prozess handelt, kann sich das Krankheitsbild über Monate bis Jahre hinziehen und bei Belastungsspitzen massiv wieder aufbrechen.

Zur Diagnostik wird neben der Befragung des Sportlers gerne eine Ultraschalluntersuchung und eventuell ein MRT gemacht.

Eingeteilt werden kann das Patellaspitzensyndrom nach Kröls (1978) in vier Grade:

Grad 1:   Schmerz nach Beendigung der Belastung.

Grad 2:   Schmerz bei Beginn der Belastung, der nach der Aufwärmzeit verschwindet und nach Belastungsende wieder auftritt.

Grad 3:   Permanenter Schmerz.

Grad 4:   Patellasehnenruptur, also der Riss der degenerierten Patellasehne.

9.4.2 Symptome & Diagnose

- Schmerzen/belastungsabhängig
- Druckschmerz
- Wärme
- Dehnungsschmerz
- Schwellung
- Bewegungseinschränkung

Bildgebende Verfahren können die Verdachtsdiagnose bestätigen. Dazu können die-nen: MRT/Sonografie. Auszuschließen sind Probleme an den benachbarten Struktu-ren, wie z. B. am Hoffaschen Fettkörper oder an der Kniegelenkkapsel.

9.4.3 Therapie & Training

Erste-Hilfe-Kasten:
- Entlastung
- PECH-Regel
- Tapes
- Trauma → Erstversorgung → Arzt
- Diagnose

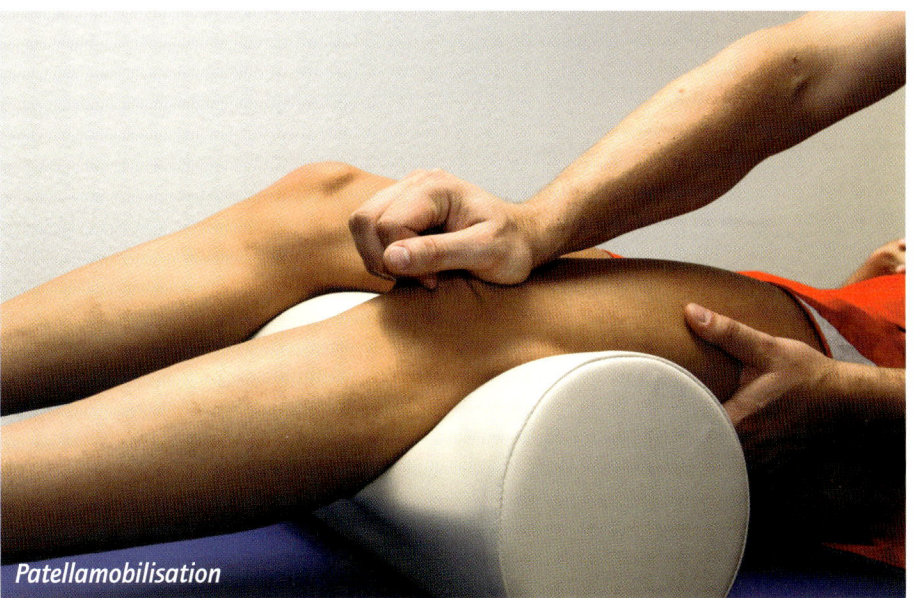

Patellamobilisation

Therapieziele:

- Schmerzreduktion
- Wiederherstellung einer sportspezifischen Belastbarkeit
- Beweglichkeitsverbesserung der Patella
- Muskelkräftigung
- Verbesserung der Bandstabilität
- Vermeiden von Sekundärproblemen

Trophik	Beweglichkeit	Kraft
Lymphdrainage	Manuelle Therapie	Beinachsentraining Vibrationstraining
Elektrotherapie	Kinesiologische Tapes Korrekturanlage	Funktionstraining der Beuge-, und Streckmuskulatur des Oberschenkels
Cryokinetics	Massage	Gang-/Laufschule
	Dehnungen	Reaktives Sprungtraining

Übersicht: Patellaspitzensyndrom

1. Symptome

- Bewegungsschmerz
- Funktionsverlust
- Eventuell Schwellung/Begleitverletzungen
- Dehnungsschmerz

2. Untersuchung

- Palpation
- Bildgebende Verfahren – MRT/Sonografie

3. Erste Hilfe

- Entlasten
- Kühlen
- Tapes
- Bandagen

4. Behandlung

- Physiotherapie nach Arztvorgabe
- Elektrotherapie/Ultraschall
- Lymphdrainage
- Manuelle Therapie
- Kinesiologische Tapes
- Myofasziale Techniken
- Beinachsentraining

5. Training

- Training im schmerzfreien Bereich
- Ersatztraining
- Sensomotorik
- Beinachsen Stabilisationstraining
- Training der Beuger der Oberschenkelmuskulatur
- Training der Rumpfmuskulatur
- Exzentrisches Training
- Trainingsaufnahme in der Sportdisziplin bei Schmerzfreiheit nach bis zu drei Monaten
- Sprungtraining

6. Prävention

- Koordinationstraining
- Tapes/Braces tragen
- Bauch und Rücken Stabilisationstraining
- Risikofaktoren beachten und verringern
- Reaktives Training einbauen
- Ernährung umstellen

7. Tschollis TIPP

Wenn trotz eines Patellaspitzensyndroms Sport getrieben wird, sollte die Patella mit einem Tape oder mit einem Patellasehnenband (im Fachhandel erhältlich) fixiert werden. Außerdem müssen die Schuhe bzw. die Einlagen in den Schuhen kontrolliert werden.

10   Oberschenkel

Anatomie

Der Oberschenkelknochen (Femur) bildet das Bindeglied zwischen dem Becken und der Gelenkeinheit Knie. Eingefasst von starker Muskulatur, liegt der in sich gedrehte Knochen und steht gelenkig mit der Beckenschaufel und der Tibia in Verbindung. Auf der Vorderseite liegen die Muskelzüge des Muskulus quadriceps femoris. Seitlich nach innen liegen die Adduktoren und auf der Rückseite wird der Oberschenkel von den Beugemuskeln des Kniegelenks begrenzt. Lediglich auf der Außenseite liegt eine derbe Sehnenplatte auf (Tractus iliotibialis). Die Muskelmasse kann mehrere Zentimeter dick sein und ist vor allem in Kontaktsportarten sehr gefährdet, Ort einer Prellung (Kontusion) zu sein.

10.1   Oberschenkelprellung

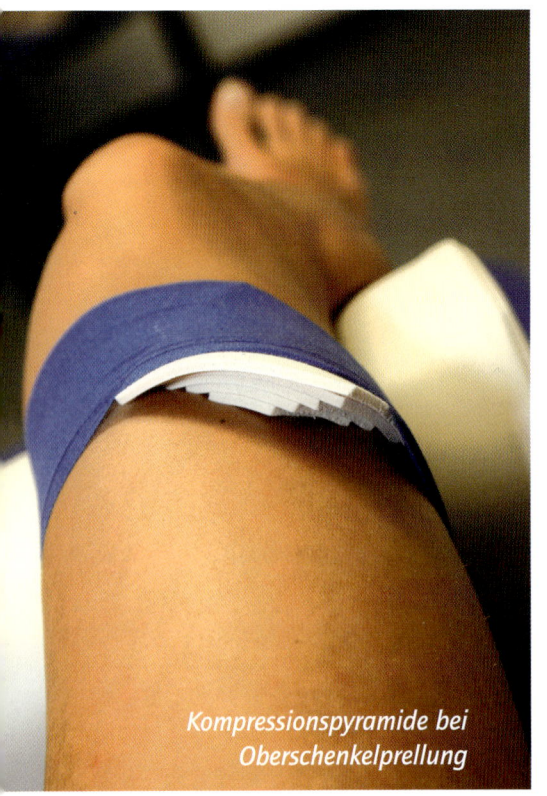

Kompressionspyramide bei Oberschenkelprellung

10.1.1   Anatomie

Kontusionen entstehen durch stumpfe Gewalteinwirkung von außen, ohne sichtbare Hautverletzung. Am Oberschenkel wird die Prellung, häufig hervorgerufen durch einen Tritt, Stoß oder Schlag, auch als **Pferdekuss** bezeichnet. In diesem Fall ist das geschädigte Gewebe die Oberschenkelmuskulatur. Es kommt zu einem Ödem im Bereich der Prellung und durch die Beschädigung von kleinen Blutgefäßen (Kapillaren) zu einem Bluterguss (Hämatom). Je nach Tiefe des geschädigten Gewebes kann der durch das Hämatom entstehende „blaue Fleck" früher oder später sichtbar werden.

Auf jeden Fall geht die Prellung mit deutlichen Schmerzen und Funktionsstörungen einher. Trifft nun die stumpfe äußere Kraft auf einen entspannten Muskel, so findet sich das Hämatom häufig in der Tiefe des Oberschenkels. Ist die Muskulatur zum Zeitpunkt des Traumas gespannt, so bleibt die Läsion in der Regel an der Oberschenkeloberfläche.

10.1.2 Symptome & Diagnose

- Schmerzen/belastungsabhängig
- Druckschmerz
- Schwellung
- Dehnungsschmerz
- Kontraktionsschmerz
- Bewegungseinschränkung
- Später sichtbares Hämatom

Zur Abklärung der genauen Diagnose sollte eine sonografische Untersuchung gemacht werden. So kann über das Ausmaß der Verletzung eine genauere Aussage gemacht werden. Manchmal sinkt das Hämatom auch mit der Schwerkraft nach unten (caudal) Richtung Kniegelenk ab. Später auftretende, distal liegende Hämatome sollten daher nicht irritieren.

Die unterschiedliche Verfärbung des Blutergusses von rot bis gelb kennzeichnet die unterschiedlichen Stadien der Heilung:

1. Rot	= Einblutung ins Gewebe durch Verletzung von Kapillaren.
2. Blau	= das Blut gerinnt.
3. Schwarz-grün-gelb	= enzymatischer Abbau des roten Blutfarbstoffes (Hämoglobin) zu Gallenfarbstoff.

10.1.3 Therapie & Training

Erste-Hilfe-Kasten:
- Entlastung
- PECH-Regel
- Kompression !!! Pyramidentechnik
- Tapes
- Trauma → Erstversorgung → Arzt
- Diagnose

Therapieziele:

- Schmerzreduktion
- Hämatomabbau
- Schwellungsabbau
- Beweglichkeitsverbesserung
- Vermeiden von Sekundärproblemen
- (Myositis ossificans) → Verknöcherung im Muskel

Trophik	Beweglichkeit	Kraft
Lymphdrainage		Vibrationstraining
Elektrotherapie Salbenverbände		Funktionstraining Beuge- und Streckmuskulatur des Oberschenkels
Cryokinetics		Gang-/Laufschule
Später heiße Rolle	Dehnungen	Reaktives Sprungtraining

Übersicht: Oberschenkelprellung

1. Symptome

- Bewegungsschmerz
- Schwellung
- Druckschmerz
- Hämatomverfärbung

2. Untersuchung

- Palpation, Tests
- Sonografie

3. Erste Hilfe

- Entlasten
- Kühlen
- Kompression
- Tapes
- Bandage
- Gehstützen

4. Behandlung

- Physiotherapie nach Arztvorgabe
- Elektrotherapie/Ultraschall
- Lymphdrainage
- Manuelle Therapie
- Kinesiologische Tapes
- Myofasziale Techniken

5. Training

- Training im schmerzfreien Bereich
- Ersatztraining
- Sensomotorik
- Beinachsen Stabilisationstraining
- Training der Strecker & Beuger der Oberschenkelmuskulatur
- Reaktives Training
- Trainingsaufnahme in der Sportdisziplin bei Schmerzfreiheit
- Sprungtraining

6. Prävention

- Koordinationstraining
- Tapes/Braces tragen
- Risikofaktoren beachten und verringern

7. Tschollis TIPP

In der Akutphase einen mit Eiswasser getränkten Kompressionsverband anlegen, 30 Globuli Arnika D 30 einnehmen. Das verletzte Bein ruhig lagern, auf keinen Fall zu viel Bewegung in das betroffene Gebiet bringen, da die Gefahr einer Myositis besteht. In der Akutphase außerdem keine heparinhaltigen Salben verwenden, um nicht ein weiteres Einbluten zu begünstigen. Vorsicht mit hautreizenden Salben. Am zweiten Tag nach der Verletzung kann mit allen entstauenden und entschlakkenden Maßnahmen begonnen werden, wie z. B. Lymphdrainage durch den Therapeuten, Elektrotherapie, Magnetfeldtherapie usw.

10.2 Muskelfaserriss in der Oberschenkelmuskulatur

10.2.1 Anatomie

Muskelfaserrisse entstehen in der Muskulatur, wenn die Belastungsgrenze überschritten wird. Dies kann traumatischer Genese sein, aber auch, wenn die Mukulatur auf Grund von Wirbelsäulenbeschwerden zu hoher Spannung ausgesetzt ist. Muskelfaserrisse treten häufig in Situationen auf, in denen der Sportler ermüdet oder koordinativ schlechter geworden ist. Tritt die Verletzung zu Beginn der Belastung auf, dann ist der Athlet oft nicht richtig vorbereitet. Auch äußere Umstände, Untergründe oder falsche Ausrüstung können die Beschwerden provozieren. Muskelfaserrisse treten oft an Muskeln auf, die über zwei Gelenke ziehen, d. h., die Hüfte und das Knie mitbewegen. Auf Grund der Belastungsverteilung sind die Muskeln an der Oberschenkelrückseite häufiger betroffen. Innerhalb eines Muskels finden sich die Verletzungen dann meist am Muskel-Sehnen-Übergang.

10.2.2 Symptome & Diagnose

- Stechende Schmerzen
- Druckschmerz
- Dehnungsschmerz
- Kontraktionsschmerz
- Bewegungseinschränkung
- Später sichtbares Hämatom
- Muskelverkrampfung/pain inhibition
- Eventuell tastbare Lücke im Muskel

Die Diagnose Muskelfaseriss kann ggf. auch durch ein MRT bestätigt werden. Im Leistungssport sind solche Untersuchungsverfahren wichtig, um das Ausmaß der Läsion beurteilen zu können.

10.2.3 Therapie & Training

Erste-Hilfe-Kasten:
- Entlastung
- PECH-Regel
- Kompression !!!
- Tapes
- Trauma → Erstversorgung → Arzt
- Diagnose

Therapieziele:

- Schmerzreduktion
- Hämatomabbau
- Schwellungsabbau
- Beweglichkeitsverbesserung
- Vermeiden von Sekundärproblemen
- Abbau der pain inhibition

Trophik	Beweglichkeit	Kraft
Lymphdrainage	Myofasziale Techniken	Vibrationstraining
Elektrotherapie Salbenverbände	Strain & Counter Strain	Funktionstraining der Beuge- und Streckmuskulatur des Oberschenkels
Cryokinetics		Gang-/Laufschule
Später heiße Rolle	Dehnungen	Reaktives Sprungtraining

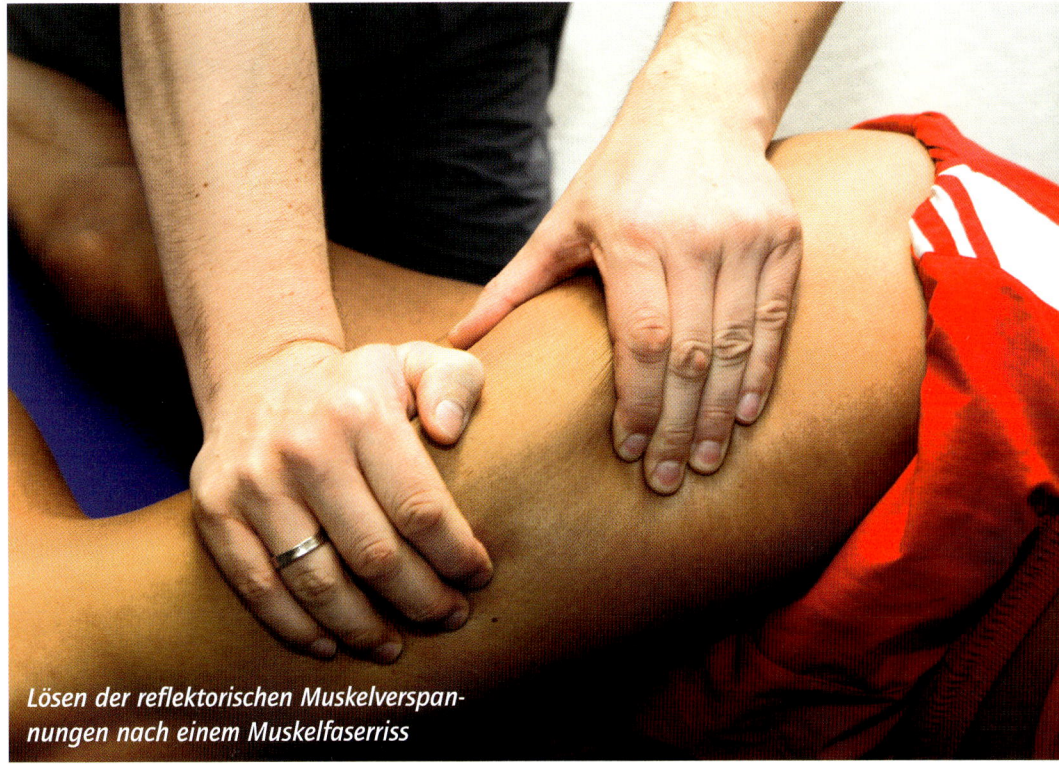

Lösen der reflektorischen Muskelverspannungen nach einem Muskelfaserriss

Übersicht: Muskelfaseriss Oberschenkel

1. Symptome

- Bewegungsschmerz
- Schwellung
- Druckschmerz
- Hämatomverfärbung
- Eventuell tastbare Lücke

2. Untersuchung

- Palpation, Tests
- Sonografie
- Widerstandstests Muskel
- Dehnungstest Muskel

3. Erste Hilfe

- Entlasten
- Kühlen
- Kompression
- Tapes
- Bandage
- Gehstützen

4. Behandlung

- Physiotherapie nach Arztvorgabe
- Elektrotherapie/Ultraschall
- Lymphdrainage
- Manuelle Therapie
- Kinesiologische Tapes WS LWS-Segmente
- Myofasziale Techniken

5. Training

- Training im schmerzfreien Bereich
- Ersatztraining
- Sensomotorik
- Beinachsen Stabilisationstraining
- Training der Strecker & Beuger der Oberschenkelmuskulatur
- Reaktives Training
- Trainingsaufnahme in der Sportdisziplin bei Schmerzfreiheit nach 2-12 Wochen
- Sprungtraining

6. Prävention

- Koordinationstraining
- Tapes/Braces tragen
- Risikofaktoren beachten und verringern
- Aufwärmen beachten

7. Tschollis TIPP

Am Anfang der Verletzung ist ein Muskelfaserriss schwer zu tasten, da der Sportler die umliegende Muskulatur anspannt. Ein genauer Tastbefund ist also erst am nächsten Tag möglich! Auf jeden Fall sollten 20-30 Globuli Arnika D 30 gegeben werden, diese sollte man unter der Zunge zergehen lassen.

Außerdem kann nach Rücksprache mit dem Arzt Wobenzym® verabreicht werden. Salbenverbände können mit Reparilgel® oder Kyttasalbe® durchgeführt werden.

Grundsätzlich heißt es: Geduld bewahren! Ein echter Muskelfaserriss braucht mindestens 10-14 Tage, um zu heilen. Nicht nur im Hochleistungssport sollte man bei mehrmaligen Muskelfaserrissen den Körper auf Fokalinfekte hin untersuchen. Diese wären z. B. Eiterherde an Mandeln oder an Zähnen. Sie können den Körper negativ beeinflussen und dadurch u. a. Muskelverletzungen begünstigen.

10.3   Schenkelhalsfraktur

10.3.1 Anatomie

Frakturen können im Prinzip in allen Bereichen der menschlichen Knochen auftreten. Im Bereich des Oberschenkels ist eine typische Bruchstelle der Oberschenkelhals, also der Bereich, der den langen Oberschenkelschaft mit dem Hüftkopf verbindet und nach innen geneigt ist. Frakturen in diesem Bereich entstehen typischerweise durch einen Sturz auf die Seite oder auf die Gesäßregion. Damit bei einem jungen gesunden Menschen bzw. Sportler der Oberschenkelhals bricht, muss es zu einer massiven Krafteinwirkung kommen, z. B. durch den Sturz aus einer größeren Höhe oder mit großer Geschwindigkeit. Die Gefahr einer Fraktur erhöht sich bei älteren Menschen auf Grund der geringeren Knochendichte und der schlechteren Versorgung des Knochens.

Eine besondere Gefahr bei Schenkelhalsfrakturen ist die Blutversorgung des Schenkelhalses und des Hüftkopfs. Die Blutversorgung wird gewährleistet durch eine zirkulär um den Oberschenkelhals verlaufende Arterie, die bei einer Schenkelhalsfraktur mit beschädigt werden kann. Dementsprechend wird gerade beim jüngeren Menschen die Fraktur operativ versorgt durch Nägel oder Schrauben (z. B. dynamische Hüftschraube DHS oder Gammanagel), die den Schenkelhals mit dem Kopf bzw. dem Schaft des Oberschenkelknochens verbinden. Weiterhin findet man die typischen Frakturzeichen, typisch sind starke Schmerzen im Bereich der Leiste und ein Klopfschmerz auf der Außenseite des hüftna-hen Oberschenkelknochens. Grundsätzlich wird zur Diagnose ein Röntgenbild angefertigt.

10.3.2 Symptome & Diagnose

• Schmerzen	• Krepitationen
• Bewegungseinschränkung	• Abnorme Knochenstellung

Bei Verdacht auf eine Schenkelhalsfraktur ist eine sofortige Überleitung an professionelle medizinische Hilfe notwendig. Ein Röntgenbild klärt die Verdachtsdiagnose ab.

10.3.3 Therapie & Training

Erste-Hilfe-Kasten:

• Entlastung	• Trauma → Erstversorgung → Arzt
• Schiene	• Diagnose

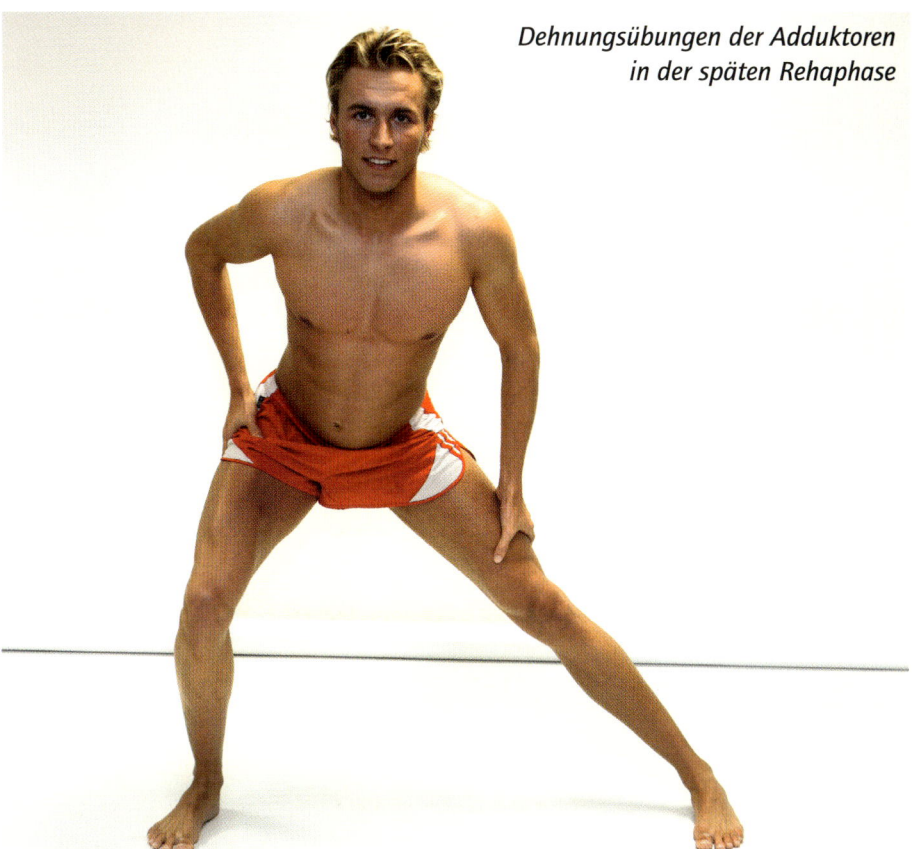

*Dehnungsübungen der Adduktoren
in der späten Rehaphase*

Therapieziele:

- Schmerzlinderung
- Belastungsaufbau
- Muskeltraining
- Beweglichkeitsverbesserung
- Vermeiden von Sekundärproblemen

Trophik	Beweglichkeit	Kraft
Lymphdrainage	Myofasziale Techniken	Stabilisationstraining Rumpf
Elektrotherapie	Massage	Funktionstraining Gesamte OS-Muskulatur
Cryokinetics	Narbenbehandlung	Gang-/Laufschule
Später heiße Rolle	Dehnungen	Reaktives Sprungtraining

Übersicht: Schenkelhalsfraktur

1. Symptome

- Bewegungsschmerz
- Krepitation
- Abnorme Gelenkbeweglichkeit

2. Untersuchung

- Palpation
- Röntgen
- MRT

3. Erste Hilfe

- Entlasten
- Schiene

4. Behandlung

- Physiotherapie nach Arztvorgabe/OP
- Elektrotherapie/Ultraschall
- Lymphdrainage
- Manuelle Therapie
- Kinesiologische Tapes
- Myofasziale Techniken
- Narbenbehandlung

5. Training

- Training im schmerzfreien Bereich
- Ersatztraining
- Sensomotorik
- Beinachsen Stabilisationstraining
- Training: Strecker & Beuger der Oberschenkelmuskulatur
- Adduktoren-/Abduktorentraining
- Reaktives Training
- Trainingsaufnahme in der Sportdisziplin bei Belastungsstabilität
- Sprungtraining

6. Prävention

- Koordinationstraining
- Tapes/Braces tragen
- Risikofaktoren beachten und verringern
- Aufwärmen beachten

7. Tschollis TIPP

Der Knochen braucht Kalzium, das z. B. in Milch, Quark usw. vorhanden ist. Außerdem kann man natürlich Kalziumpräparate aus dem Handel verwenden.

11 Becken- und Leistenverletzungen

Anatomie

Die Anatomie der Leiste und des Beckens ist sehr komplex. Am Übergang vom Rumpf zu den unteren Extremitäten spielen viele anatomische Strukturen eine wichtige Rolle. In den Gelenken der Hüftschaufeln gegenüber dem Kreuzbein gibt es nur sehr wenig Bewegung, während im Hüftgelenk ein relativ großer Bewegungsradius erfüllt werden kann. Das Becken dient zur Gewichtsübertragung auf die untere Extremität. Das Hüftgelenk ist mit seinen Bändern sehr straff geführt. Die Bänder umwickeln sozusagen den Hüftkopf in der Gelenkpfanne und geben dem Gelenk große Stabilität.

Vom Rumpf her haben die Bauchmuskeln Kontakt mit dem Schambein und von den Beinen her, setzen die Adduktoren am Schambeinast an. Hier treten große Kräfte auf, die von den Muskel-Sehnen-Knochen-Übergängen absorbiert werden müssen. Übersteigt die Belastung die physiologische Belastbarkeit, dann können, ausgehend von der Leiste, Probleme (Überlastungserscheinungen) auftreten.

11.1 Adduktorenzerrung

11.1.1 Anatomie

Die Adduktoren bilden auf der Innenseite des Oberschenkels eine Muskeleinheit mit fünf verschiedenen Muskeln. Die Muskeln unterscheiden sich in ihrer Funktion und Länge. Kurze Adduktoren, wie der M. pectineus und lange, zweigelenkige Muskeln, wie der M. gracilis, helfen bei der Adduktion und Beugung im Hüftgelenk. Durch die mulitple Beanspruchung im Sport müssen die Muskeln nicht nur konzentrisch (verkürzend) arbeiten können, sondern auch exzentrisch (nachgebend) funktionieren. Diese anspruchsvolle Aufgabe der Muskeln ist möglicherweise auch Ursache für die Überlastungsläsionen, wie z. B. die Adduktorenzerrung.

Verletzungsmechanismus

Die Muskeln können nicht so reagieren, wie es der Bewegungsablauf vorsieht. Tritt nun eine Belastung über die Bewegungsgrenze oder eine schnelle Muskelarbeitsanforderung auf, so kann der Muskel eine Zerrung im Sinne einer Muskelfunktionsstörung entwickeln. Der Muskel verliert die Fähigkeit, selektiv auf die Belastung zu reagieren. Der Muskel zeigt eine intramuskuläre Koordinationsstörung. Die sensorische Informationsübertragung des Muskels an weiterlaufende und regulierende Zentren ist gestört. Der Muskel verhärtet sich punktuell und der Athlet spürt eine lokale Verhärtung. Letztendlich startet der Sportler Versuche, die Problematik durch Dehnübungen zu lösen. Er schüttelt die betroffene Muskelregion und möchte den Bereich lockern und lösen.

Oftmals tritt diese Überlastung nach Seitwärtsschritten oder schnellen Beschleunigungen auf. Selbstverständlich wirken ungenügende Aufwärmarbeit und fehlende koordinative Übungen im Warm-up begünstigend.

Im Gegensatz zur Muskelfaserverletzung tritt die Zerrung häufig am Belastungsanfang auf und ist im Muskelbauch zu lokalisieren.

11.1.2 Symptome & Diagnose

- Schmerzen
- Bewegungseinschränkung
- Dehnungsversuche
- Schütteln der Muskulatur
- Druckschmerz lokal
- Anspannungsschmerzen

Klinische Tests dominieren in der Diagnosestellung einer Adduktorenzerrung. Meist ist nach Beurteilung der Anamnese (Verletzungsgeschichte) klar, dass es sich um eine Zerrung der Muskulatur handelt. Ein MRT und auch eine sonografische Darstellung kann hilfreich sein.

11.1.3 Therapie & Training

Erste-Hilfe-Kasten:
- Entlastung
- Kompression
- Entlastungtape
- PECH-Regel
- Trauma → Erstversorgung → Arzt
- Diagnose

Therapieziele:
- Muskelentspannung
- Schmerzlinderung
- Muskeltraining
- Beweglichkeitsverbesserung
- Vermeiden von Sekundärproblemen
- Reaktives Muskeltraining
- Muskelarbeit in Endstellungen

Trophik	Beweglichkeit	Kraft
Lymphdrainage	Myofasziale Techniken	Koordinationstraining
Elektrotherapie	Massage	Funktionstraining exzentrisch
Cryokinetics	Strain & Counter Strain	Gang-/Laufschule
Später heiße Rolle	Dehnungen	Reaktives Sprungtraining

Übersicht: Adduktorenzerrung

1. Symptome

- Bewegungsschmerz
- Druckschmerz
- Verkrampfungsgefühle der Muskulatur
- Muskelhartspann
- Anspannungs- und Dehnungsschmerz

2. Untersuchung

- Palpation
- Eventuell MRT/Sonografie

3. Erste Hilfe

- Entlasten
- Kühlen
- Kompression
- Tapes

4. Behandlung

- Physiotherapie
- Elektrotherapie/Ultraschall
- Lymphdrainage
- Manuelle Therapie
- Kinesio Tapes
- Myofasziale Techniken

5. Training

- Training im schmerzfreien Bereich
- Ersatztraining
- Sensomotorik
- Beinachsen Stabilisationstraining
- Training exzentrisch
- Adduktoren-/Abduktorentraining
- Reaktives Training
- Trainingsaufnahme in der Sportdiszi-plin nach 4-7 Tagen
- Sprungtraining

6. Prävention

- Koordinationstraining
- Tapes tragen
- Risikofaktoren beachten und verringern
- Aufwärmen beachten

7. Tschollis TIPP

Hier hat sich eine feuchte Kammer sehr bewährt. Diese wird wie folgt angelegt: ein feuchtes Tuch auf die betroffene Hautstelle, dann mit einem trockenen Tuch überdecken, darüber Frischhaltefolie und dieses dann mit einer Binde fixieren. Über Nacht einwirken lassen. Außerdem ist eine Wärmeauflage mit Bockshornklee empfehlenswert.

11.2 Leistenbeschwerden

11.2.1 Anatomie

Die Leiste stellt eine besondere Übergangszone im Bereich der Anatomie dar. Bindegewebe, Muskeln und Knochen stellen die zentralen Punkte dieser Region dar. Gepaart mit durchlaufenden Nervenbahnen und Schleimbeuteln, ist die Region oft anfällig für die Symptomatik einer Leistenverletzung. Der Bereich Leiste ist auch bindegewebige Übergangszone der bauchorganabdeckenden Faszienschichten. Die Syndrome der Leiste sind auch für erfahrene Mediziner oft schwer zu diagnostizieren, da ihre Ursachen aus den genannten Bereichen, aber auch aus Problemen der Wirbelsäule kommen können.

Gerade Pathologien aus der oberen und unteren Lendenwirbelsäule können die Schmerzen, die häufig an der Schambeinregion festgestellt werden, provozieren. Auch die beiden Schambeinäste kommen hier durch bindegewebige Verknüpfung (Symphyse) zusammen.

Verletzungsmechanismus

An der Lokalisation, dem Sehnenübergang des M. adductor longus, treten häufig nach und nach Überlastungserscheinungen im Sinne von Regenerationsdefiziten (Mikrotraumen) auf. Möglich ist aber auch das Vorhandensein einer weichen Leiste, d. h. einer bindegewebigen Schwäche der Faszienabdeckung am Übergang zur knöchernen Fixation am Schambein. Sowohl die Muskelsehnenverletzung als auch die weiche Leiste mit Druckaustritt des Bauchfells (Hernie) können ausstrahlende Schmerzen entlang des Oberschenkels, aber auch in den Bauch hinein provozieren. Häufig ist der Schmerz belastungsabhängig, wobei die Muskelsehnenverletzung keine Schmerzen bei Pressatmung oder Husten erzeugt.

11.2.2 Symptome & Diagnose

- Schmerzen
- Belastungsschmerz
- Druckschmerz
- Tasten einer weichen Leiste
- Anspannungsschmerzen

Bei chronischen Beschwerden ist es notwendig, sich einer Untersuchung zur Feststellung einer Hernie (Herniografie) zu unterziehen. Erst der Ausschluss einer solchen

Pathologie macht weitere konservative Behandlungsmöglichkeiten sinnvoll. Häufig werden die radikulär ausstrahlenden Schmerzen mit Wirbelsäulenpathologien verwechselt. Ein MRT kann die Verdachtsdiagnose bestätigen. Auszuschließen sind auch Beschwerden wie:

- Hüftgelenkerkrankungen,
- Nervenkompressionen,
- Stressfrakturen am Schambein und
- Infekte der männlichen Harnleiterwege.

11.2.3 Therapie & Training

Erste-Hilfe-Kasten:
- Entlastung
- Trauma → Erstversorgung → Arzt
- Diagnose

Therapieziele:
- Muskelentspannung
- Schmerzlinderung
- Muskeltraining
- Beweglichkeitsverbesserung
- Vermeiden von Sekundärproblemen
- Reaktives Muskeltraining
- Muskelarbeit in Endstellungen

Trophik	Beweglichkeit	Kraft
Lymphdrainage	Myofasziale Techniken	Koordinationstraining
Elektrotherapie	Massage	Funktionstraining exzentrisch
Cryokinetics	Strain & Counter Strain	Gang-/Laufschule
Später heiße Rolle	Dehnungen	Reaktives Sprungtraining

Übersicht: Leistenbeschwerden

1. Symptome

- Bewegungsschmerz
- Druckschmerz
- Muskelhartspann
- Anspannungs- und Dehnungsschmerz
- Schmerzen beim Husten

2. Untersuchung

- Palpation
- Eventuell MRT/Sonografie

3. Erste Hilfe

- Entlasten

4. Behandlung

- Physiotherapie
- Elektrotherapie/Ultraschall
- Lymphdrainage
- Manuelle Therapie/Becken und LWS
- Kinesio Tapes
- Myofasziale Techniken
- Nervenmobilisation Nervus obturatorius

5. Training

- Training im schmerzfreien Bereich
- Ersatztraining
- Sensomotorik
- Beinachsen Stabilisationstraining
- Training exzentrisch
- Adduktoren-/Abduktorentraining
- Reaktives Training
- Trainingsaufnahme in der Sportdisziplin, wenn belastungsstabil und schmerzfrei
- Sprungtraining

6. Prävention

- Koordinationstraining
- Tapes tragen
- Risikofaktoren beachten und verringern
- Aufwärmen beachten

7. Tschollis TIPP

Eine gute, kräftige Rückenmuskulatur stabilisiert das Becken. Damit kann das Risiko von Leistenverletzungen verringert werden. Die muskulären Dysbalancen zwischen Rücken- und Bauchmuskulatur können getestet werden. Weiterhin sollte man auf eine gute Beweglichkeit der Adduktoren achten.

11.3 Iliosakralgelenkbeschwerden/ISG

11.3.1 Anatomie

Das Kreuz-Darmbein-Gelenk, also die straffe, gelenkige Verbindung zwischen dem Becken und dem Kreuzbein, muss auf Grund des aufrechten Gangs beim Menschen sehr hohe Kräfte aufnehmen können. Durch diese Scherkräfte kann es zu Blockierungen des Gelenks kommen. Das bedeutet, dass eine Verschiebung der beiden Gelenkpartner zueinander stattgefunden hat und die Gelenkposition durch alleinige Muskelkraft nicht mehr verlassen werden kann. Verbunden sind die Bewegungseinschränkungen im Kreuz-Darmbein-Gelenk mit Schmerzen im Bereich des Kreuzbeins und der lumbalen Wirbelsäule mit ausstrahlenden Schmerzen in die Leiste und eventuell in das Bein hinein.

Das Becken muss gegenüber dem Kreuzbein nach vorne und nach hinten rotieren können. Dies ist für den normalen Gang erforderlich. Kommt es zu einer Blockierung eines Kreuz-Darmbein-Gelenks, indem das Becken (Hüftschaufel) nach vorne rotiert stehen bleibt, kommt es durch die Rotationsachse des Beckens zu einem Beckenschiefstand und damit zu einem funktionell längeren Bein, d. h. das Bein wird durch das Becken weiter nach unten herausgeschoben und erscheint länger. Kommt es zur Blockierung des Kreuz-Darmbein-Gelenks, indem das Becken nach hinten rotiert, erscheint das Bein dementsprechend funktionell kürzer. Grund in beiden Fällen ist, wie beschrieben, die Fehlstellung im Becken. Die Länge des Beins hat sich nicht verändert.

Therapie muss die Mobilisation des Kreuz-Darmbein-Gelenks mit der Beeinflussung der dazugehörigen Muskulatur sein. Unter keinen Umständen darf die funktionelle Beinlängendifferenz durch Einlagen oder Absatzerhöhung ausgeglichen werden, da somit die Fehlstellung nur noch weiter vorangetrieben wird.

Verletzungsmechanismus
Verletzungen der unteren Extremität können durch Provozieren einer Ursache Folge-Ketten-Läsionen im Bereich des ISG hervorrufen. Durch pathologisch wirkende Muskelkräfte können sich die Anteile des Beckens gegenüber dem Kreuzbein verschieben. Auch durch Stürze auf das Becken können die beschriebenen Fehlstellungen entstehen.

Sportler, deren Beinachse etwa durch falsche Ausrüstung, fehlendes Training oder Ermüdung nicht mehr stabil gehalten werden kann, sind häufiger gefährdet, eine solche Läsion zu bekommen. Durch die Rotationsverschiebung des Beckens oder des Kreuzbeins kommt es im ISG zu erheblichen Funktionsstörungen.

Dadurch verändert sich nicht nur die Beweglichkeit des Athleten im funktionellen Sinne, es können auch Muskelspannungspathologien auftreten, die sogar Nerven-kompressionen verursachen können.

11.3.2 Symptome & Diagnose

- Schmerzen
- Belastungsschmerz
- Druckschmerz
- Blockierungsgefühl
- Positive Vorlauftests
- Muskelhartspann
- Funktionelle Beinlängendifferenz

Maßgeblich an der Diagnose sind die klinischen Tests beteiligt. Erfahrene Untersucher können anhand einer Vielzahl von Tests die dominante Blockierungsrichtung feststel-len und durch gezielte manualtherapeutische/chiropraktische Intervention lösen.

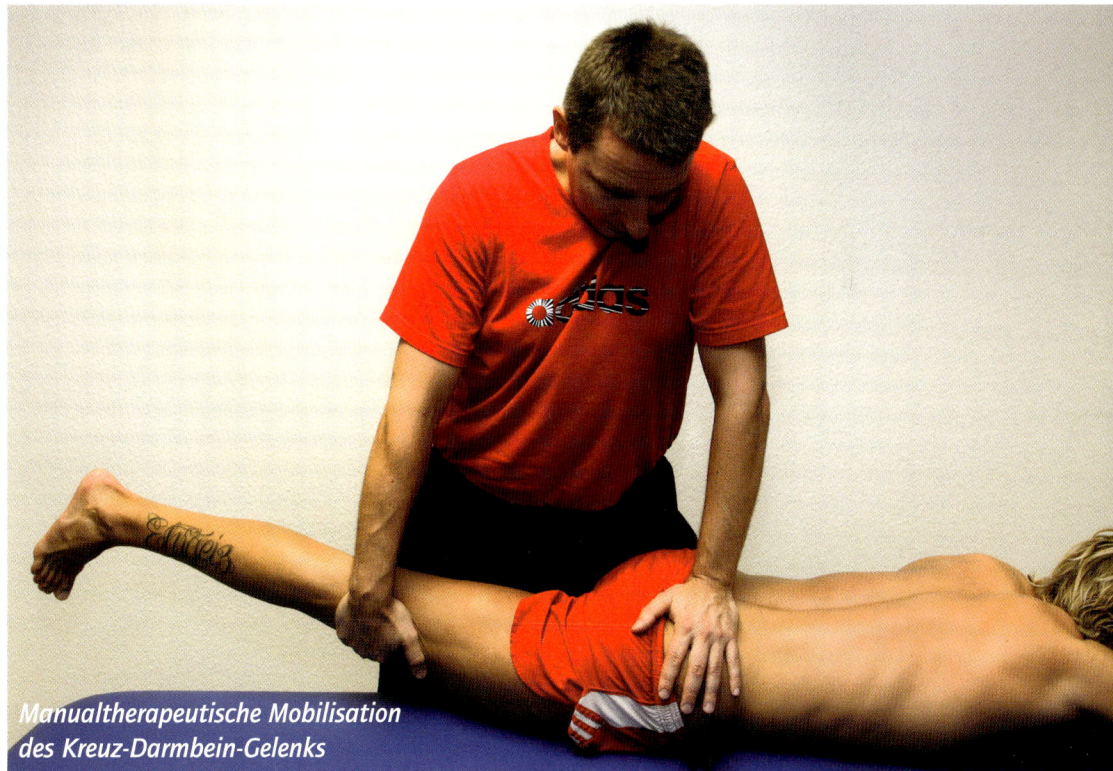

Manualtherapeutische Mobilisation des Kreuz-Darmbein-Gelenks

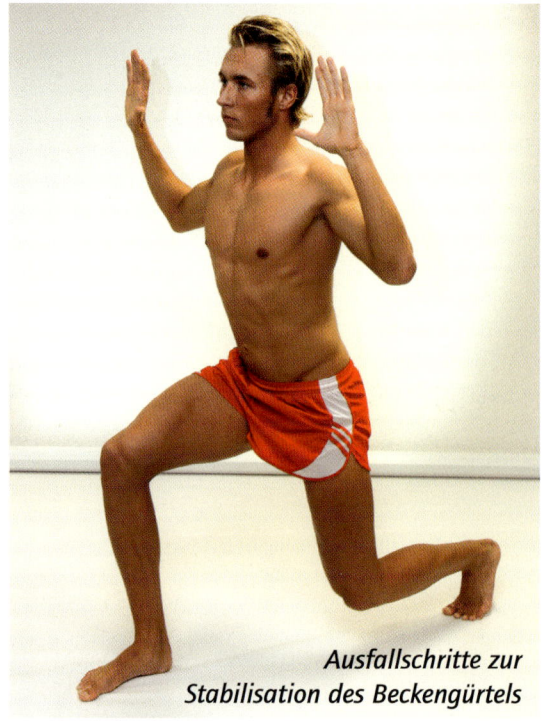

*Ausfallschritte zur
Stabilisation des Beckengürtels*

11.3.3 Therapie & Training

Erste-Hilfe-Kasten:

- Entlastung
- Eventuell Chiropraktik
- Trauma → Erstversorgung → Arzt
- Diagnose

Therapieziele:

- Muskelentspannung
- Schmerzlinderung
- Muskeltraining
- Beweglichkeitsverbesserung
- Vermeiden von Sekundärproblemen
- ISG-Stabilisation
- Rumpfstabilisation

Trophik	Beweglichkeit	Kraft
	Myofasziale Techniken	Koordinationstraining
Elektrotherapie	Massage	Funktionstraining exzentrisch
		Ausfallschritte
Heiße Rolle	Dehnungen	Reaktives Sprungtraining

Übersicht: ISG-Läsionen

1. Symptome

- Bewegungsschmerz
- Druckschmerz
- Muskelhartspann
- Blockierungsgefühl
- Funktionelle Beinlängendifferenz
- Positive Vorlauftests

2. Untersuchung

- Palpation
- Manuelle Untersuchung

3. Erste Hilfe

- Entlasten

4. Behandlung

- Physiotherapie
- Elektrotherapie/Ultraschall
- Lymphdrainage
- Manuelle Therapie/Becken und LWS
- Kinesio Tapes
- Myofasziale Techniken
- Chiropraktik

5. Training

- Training im schmerzfreien Bereich
- Ersatztraining
- Sensomotorik
- Beinachsen Stabilisationstraining
- Training Ausfallschritte
- Reaktives Training
- Trainingsaufnahme in der Sportdisziplin, wenn belastungsstabil und schmerzfrei
- Sprungtraining

6. Prävention

- Koordinationstraining
- Kinesiologische Tapes tragen
- Risikofaktoren beachten und verringern
- Aufwärmen beachten

7. Tschollis TIPP

Ausfallschritte (Lunges) sind die ideale Trainingskomponente bei ISG-Problematiken. Die Lunges sind sowohl nach vorne als auch zur Seite als sogennante *Sidelunges* auszuführen.

12   Wirbelsäulenüberlastungsschäden

Anatomie

Die Wirbelsäule bildet eine große Verbindungsachse unseres Skeletts. Sie besteht aus 24 segmentförmigen Wirbeln und wird nach unten hin vom Kreuz- und Steißbein abgegrenzt. Die Wirbel sind gegeneinander beweglich und erlauben Kombinationsbewegungen in alle Richtungen. Um eine aufrechte Haltung an der Wirbelsäule vorzunehmen, muss aktiv die Muskulatur eingesetzt werden. Alleine wäre die Wirbelsäule auf Grund ihrer großen Bewegungsfähigkeit sehr labil.

Die Steuerung des Balanceaktes erfolgt über viele Rezeptoren in den Gelenkkapseln und in der Muskulatur. Auch die ansetzenden Sehnen und die Bänderzüge geben Informationen zur Bewegungskoordination weiter. Diese Informationen werden im Rückenmark verarbeitet und die Muskulatur entsprechend innerviert und aktiviert. Die einzelnen Wirbel sind entsprechend ihrer Funktion je nach Abschnitt unterschiedlich aufgebaut. So finden sich an den sieben Halswirbeln gespaltene Dornfortsätze und an den 12 Brustwirbeln Vorrichtungen zum knöchernen Kontakt mit den Rippen. Die fünf Lendenwirbel sind sehr massiv gebaut, weil sie auch eine hohe Tragkraft entwickeln müssen.

Die Wirbelsäule zeigt physiologische Krümmungsradien, die während einer Pathologie deutlich veränderbar sind. Zwischen den Wirbeln (Ausnahme: C1 und C2) befinden sich die Bandscheiben. Die Diskusscheiben sind etwa 5 mm dick und besteht aus zwei Anteilen:
- Nucleus pulposus und
- Anulus fibrosus.

In jungen Jahren ist die Bandscheibe stark wasserhaltig. Bei älteren Menschen ist der Kern degenerativ verändert und die Bandscheibe trocknet zunehmend aus. Bei Beuge- und Streckbewegungen verändert der Kern seine Lage von hinten nach vorne. Die Wirbelkörper werden nicht nur von der Muskulatur bewegt, sondern auch von starken Bändern fixiert. Vorne und hinten, aber auch zwischen jedem einzelnen Wirbel liegt eine Vielzahl von Bändern. Elementar wichtig sind die Muskeln zur Steuerung der Bewegung und zur Stabilisation der Wirbelsegmente.

Die direkt an den Segmenten anliegende Muskulatur ist die autochthone Rückenmuskulatur. Sie ist nach folgendem System aufgebaut. Gerade die direkt anliegende Muskulatur stabilisiert die Wirbelsäule und wirkt präventiv gegen Überlastungserscheinungen.

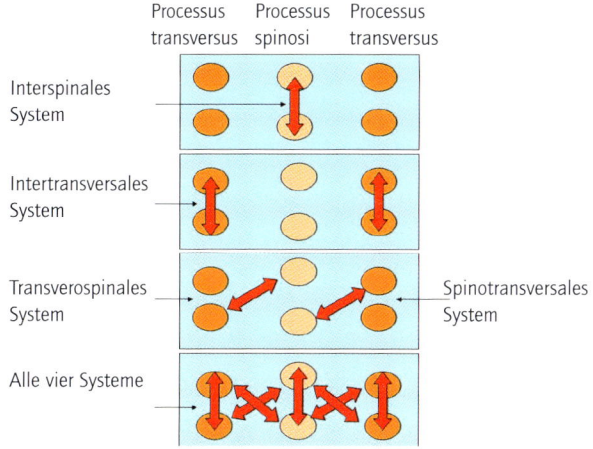

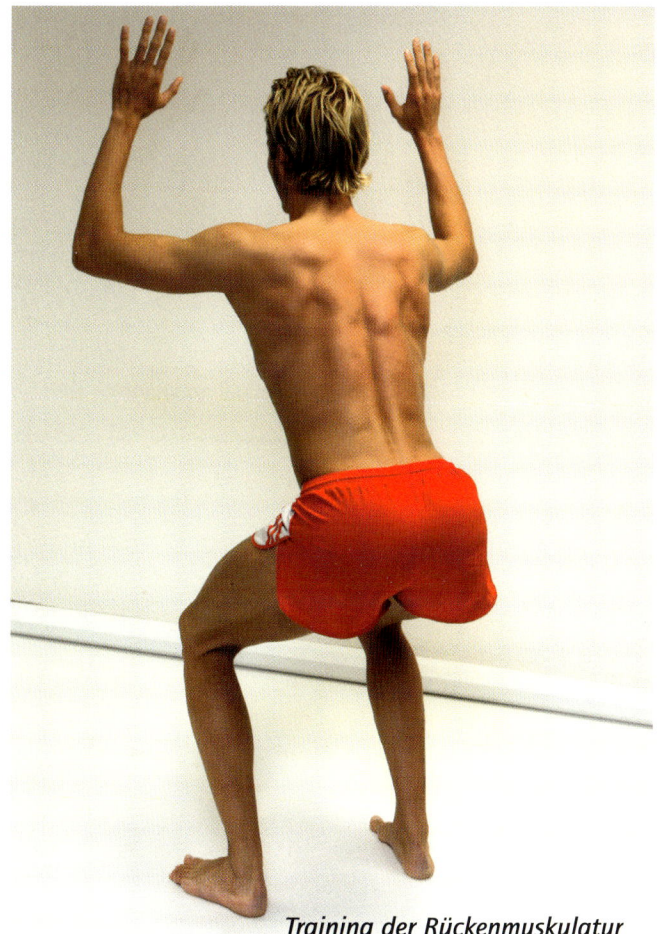

Training der Rückenmuskulatur

12.1 Bandscheibenvorfall

12.1.1 Anatomie

Bei einem Bandscheibenvorfall reißt der äußere faserknorpelige Ring der Bandscheibe (Anulus fibrosus) ein, so dass das weichere Kernmaterial (Nucleus pulposus) austreten kann. Typischerweise drückt dieses ausgetretene Bandscheibengewebe auf eine Nervenwurzel, die seitlich zwischen zwei Wirbelkörpern austritt und dann motorisch und sensibel ein bestimmtes Areal versorgt. Im Bereich der Lendenwirbelsäule liegen diese Areale in den Beinen. Kommt es also zur Kompression einer Nervenwurzel, so kann im entsprechenden nervalen Versorgungsgebiet die Sensibilität ausfallen. Die Muskulatur, die durch diesen Nerv angesteuert wird, kann abgeschwächt sein. Außerdem kann es zu Reflexveränderungen der entsprechenden Muskulatur kommen. Über spezielle Nervenmobilitätstests kann überprüft werden, ob der entsprechende Nerv bzw. die Nervenwurzel auf Bewegung mit Schmerzen reagiert.

In seltenen Fällen kann ein Bandscheibenvorfall auch mittig liegen, sodass nicht eine Nervenwurzel, sondern der gesamte Nervenkanal eingeengt ist. Hiermit sind dann ebenfalls neurologische Symptome verbunden, die aber nicht mehr einem bestimmten Segment zuzuordnen sind. Kommt es zu Störungen der Blasen-Mastdarm-Funktion, kann also z. B. Stuhl oder Harn nicht mehr gehalten werden, spricht dies für eine massivste neurologische Symptomatik, die in den meisten Fällen operativ versorgt werden muss. Dabei muss ohne Zeitverzögerung sofort der Arzt aufgesucht werden. In vielen Fällen ist der Bandscheibenvorfall degenerativ bedingt. Im Sport können Bandscheiben aber auch traumatisch spontan verletzt werden, z. B. durch schnelle, ruckhafte Rotationsbewegungen in der Lendenwirbelsäule oder bei Rumpfbeugen mit Gewichtsbelastung. Auch ohne neurologische Symptomatik ist eine Verletzung der Bandscheibe denkbar. Häufiger handelt es sich dann aber um eine Blockierung oder Bewegungseinschränkung der kleinen Wirbelgelenke oder um einen muskulären Hartspann der LWS-Muskulatur. Diese häufig auch als **Lumbago** oder **Hexenschuss** bezeichnete Problematik entsteht durch dauerhafte oder einseitige Fehlbelastung der Lendenwirbelsäule.

12.1.2 Symptome & Diagnose

- Schmerzen
- Belastungsschmerz
- Druckschmerz
- Ausstrahlende Schmerzen
- Muskelhartspann

- Sensibilitätsausfall
- Verlust der Muskelkraft
- Reflexveränderung

Charakteristisch ist für die Diagnose eine gründliche Schmerzanamnese. Dazu können bestimmte neurologische Tests, wie der Lasègue-Test, dienen. Hierbei hebt der Untersucher das gestreckte Bein des Athleten an. Ab einem bestimmten Punkt verspürt der Sportler einen einschießenden Schmerz.

12.1.3 Therapie & Training

Erste-Hilfe-Kasten:
- Entlastung
- Schmerzfrei lagern
- Trauma → Erstversorgung → Arzt
- Diagnose

Therapieziele:
- Muskelentspannung
- Schmerzlinderung
- Muskeltraining
- Beweglichkeitsverbesserung
- Vermeiden von Sekundärproblemen
- WS-Stabilisation
- Trainieren der autochthonen Rückenmuskulatur auch mit elektrischer Muskelstimulation

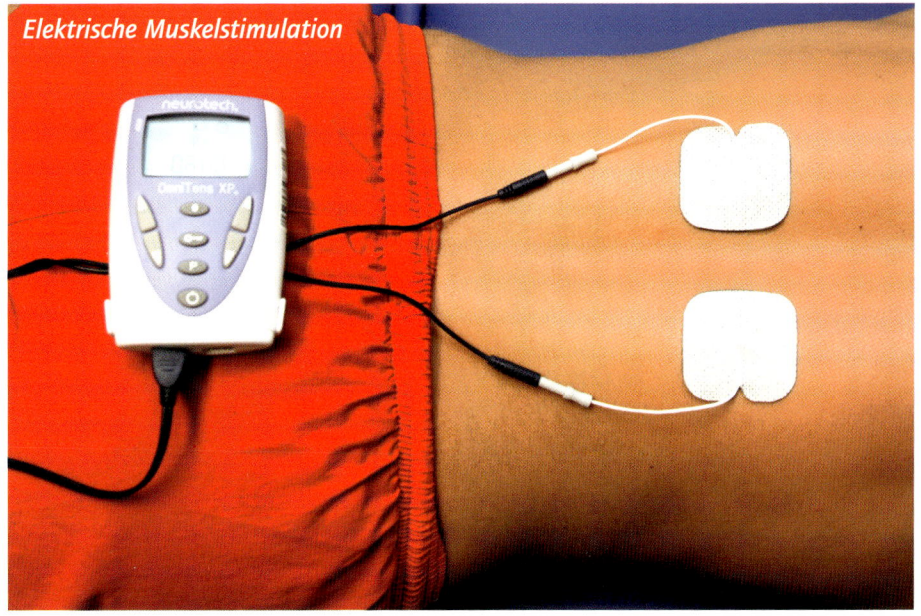

Elektrische Muskelstimulation

Trophik	Beweglichkeit	Kraft
	Myofasziale Techniken	Koordinationstraining
Elektrotherapie	Triggerpunkt-behandlung	Funktionstraining Lokale Stabilisation
		Globale Muskelkräftigung
Heiße Rolle	Dehnungen	Training dynamisch-konzent-risch und exzentrisch-schnell

Übersicht: Bandscheibenvorfall

1. Symptome

- Bewegungsschmerz
- Druckschmerz
- Muskelhartspann
- Sensibilitätsverlust
- Muskelkraftverlust
- Reflexveränderung
- Ausstrahlende Schmerzen

2. Untersuchung

- Palpation
- Manuelle Untersuchung
- Neurologische Tests
- MRT

3. Erste Hilfe

- Entlasten
- Schmerzfrei lagern

4. Behandlung

- Physiotherapie
- Elektrotherapie/Ultraschall
- Lymphdrainage
- Manuelle Therapie Wirbelsäule
- Kinesio Tapes
- Myofasziale Techniken
- Training der lokalen Stabilisatoren

5. Training

- Training im schmerzfreien Bereich
- Ersatztraining
- Sensomotorik
- Training der lokalen und globalen Stabilisatoren
- Reaktives Training
- Training dynamisch-konzentrisch und exzentrisch-schnell
- Trainingsaufnahme in der Sportdisziplin, wenn belastungsstabil und schmerzfrei
- Sprungtraining

6. Prävention

- Koordinationstraining
- Kinesiologische Tapes tragen
- Risikofaktoren beachten und verringern
- Aufwärmen beachten

7. Tschollis TIPP

Nach Abklingen der akuten Entzündungen können Wärmeanwendungen mit einem Kirschkernkissen zur Muskelentspannung durchgeführt werden. Gesunde Ernährung und ausreichend Flüssigkeit sowie eine positive Einstellung zur Rehabilitation begünstigen den Heilungsverlauf.

12.2 Blockierungen der WS-Segmente

12.2.1 Anatomie

Wie in Abschnitt 12 beschrieben, sind die Wirbel innerhalb der Wirbelsäule zwar eng bandhaft geführt, lassen aber doch eine große Bewegungsamplitude zu. Bei extremen Krafteinwirkungen von außen oder zu hohen Muskelkräften, aber auch bei Stürzen auf die WS können die Wirbel in ihrer Bewegungsfähigkeit eingeschränkt stehen bleiben. Diese reversiblen Funktionsstörungen, die überall an der WS auftreten können, sind dann Ursache für schmerzhafte Muskelverspannungen, Bewegungseinschränkungen oder ausstrahlende Beschwerden in die zugehörigen Segmentregionen. Die kleinen Facettengelenke der WS, über die die benachbarten Wirbel in Kontakt stehen, lassen eine nur noch eingeschränkte Beweglichkeit zu. Manualtherapeutisch betrachtet, können die Segmente nicht mehr öffnen oder schließen, d. h. keine Beugung oder keine Streckung mehr zulassen.

12.2.2 Symptome & Diagnose

- Schmerzen
- Belastungsschmerz
- Druckschmerz
- Ausstrahlende Schmerzen
- Muskelhartspann
- Bewegungseinschränkung

Klinische Diagnostikverfahren der Chirotherapie und der manuellen Medizin sind die dominierenden Verfahren in der Bestätigung der Verdachtsdiagnose. Dazu wendet der Untersucher manuelle Tests an, um die Beweglichkeit der einzelnen Segmente zu überprüfen.

12.2.3 Therapie & Training

Erste-Hilfe-Kasten:
- Entlastung
- Schmerzfrei lagern
- Eventuell Kühlung oder Wärme je nach Befinden
- Trauma → Erstversorgung → Arzt
- Diagnose

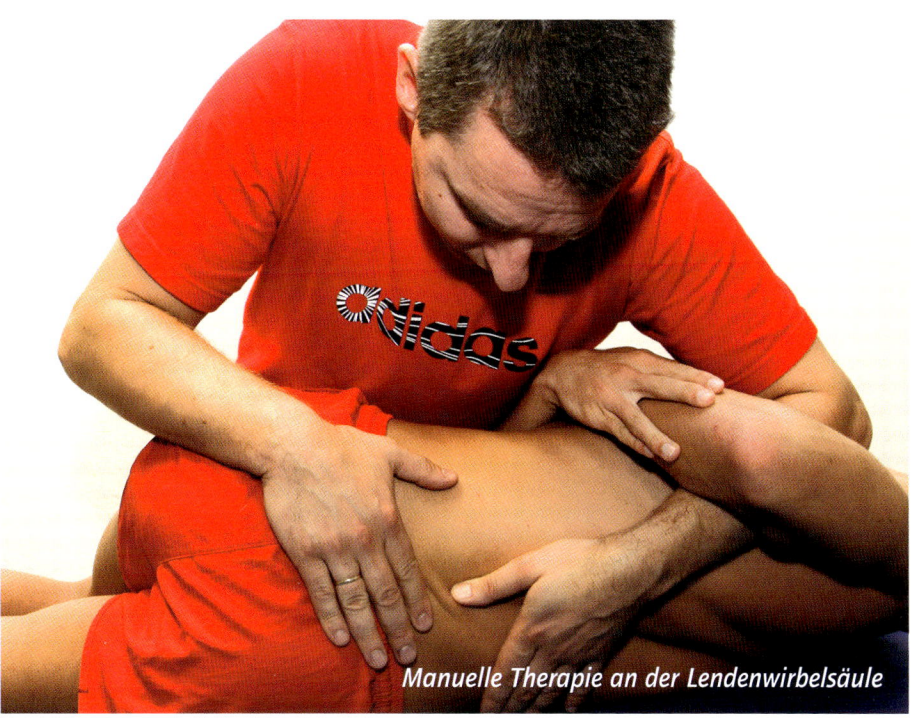

Manuelle Therapie an der Lendenwirbelsäule

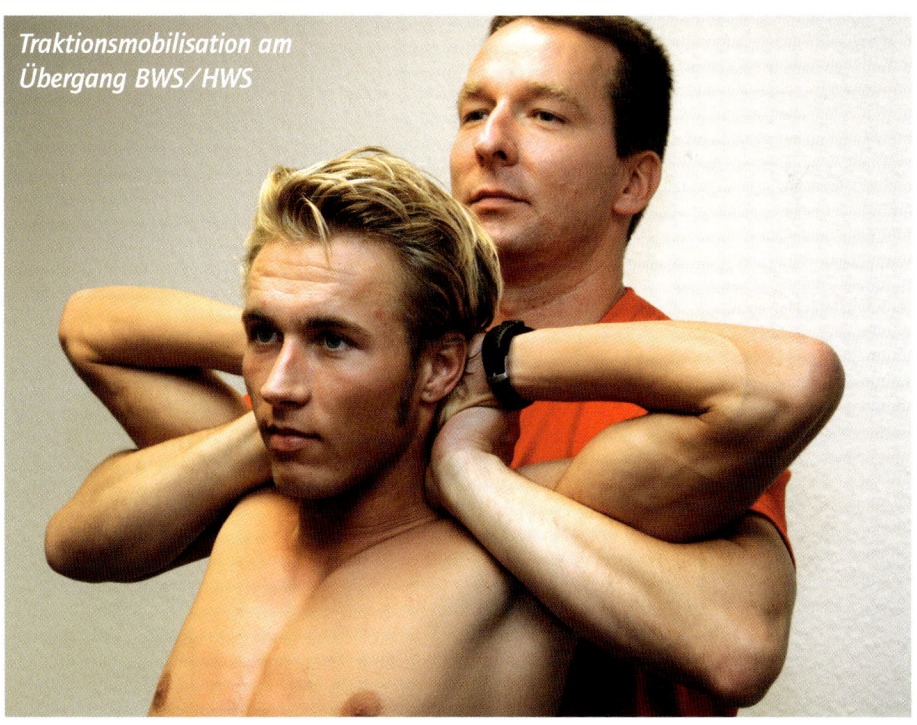

Traktionsmobilisation am Übergang BWS/HWS

Therapieziele:
- Muskelentspannung
- Schmerzlinderung
- Muskeltraining
- Beweglichkeitsverbesserung
- Vermeiden von Sekundärproblemen
- WS-Stabilisation
- Trainieren der autochthonen Rückenmuskulatur

Trophik	Beweglichkeit	Kraft
	Myofasziale Techniken	Koordinationstraining
Elektrotherapie	Triggerpunkt-behandlung	Funktionstraining Lokale Stabilisation
	Massage	Globale Muskelkräftigung
Heiße Rolle	Manuelle Therapie Chiropraktik	Training dynamisch-konzentrisch und exzentrisch-schnell

Übersicht: Wirbelsäulenblockierungen

1. Symptome
- Bewegungsschmerz
- Druckschmerz
- Muskelhartspann
- Ausstrahlende Schmerzen
- Bewegungseinschränkung

2. Untersuchung
- Palpation
- Manuelle Untersuchung
- Neurologische Tests

3. Erste Hilfe
- Entlasten
- Schmerzfrei lagern

4. Behandlung

- Physiotherapie
- Elektrotherapie/Ultraschall
- Lymphdrainage
- Manuelle Therapie Wirbelsäule
- Muscle Energy Techniken
- Kinesiologische Tapes
- Myofasziale Techniken
- Stabilisatoren

5. Training

- Training im schmerzfreien Bereich
- Ersatztraining
- Sensomotorik
- Training der lokalen und globalen Stabilisatoren
- Reaktives Training
- Training dynamisch-konzentrisch und exzentrisch-schnell
- Trainingsaufnahme in der Sportdisziplin, wenn belastungsstabil und schmerzfrei
- Sprungtraining

6. Prävention

- Koordinationstraining
- Kinesiologische Tapes tragen
- Risikofaktoren beachten und verringern
- Aufwärmen beachten

7. Tschollis TIPP

Regelmäßige sportphysiotherapeutische Kontrolle wirkt präventiv. Umgehen Sie die Problematik und lassen sich beim Fachmann durchchecken. Eine gut ausgebildete Muskulatur des lokalen Systems kann die WS präventiv stabilisieren.

12.3 Rippenblockierung

12.3.1 Anatomie

Zwischen den Rippen verlaufen die Interkostalmuskulatur sowie Nerven- und Blutge-fäße. Eine Reizung in diesem Gebiet nennt man **Interkostalneuralgie**, die mit mas-siven Schmerzen verbunden ist. Eine solche Interkostalneuralgie kann sich auch ent-wickeln, wenn die Rippe völlig intakt ist, es aber im Bereich der Rippenwirbelgelen-ke zu Bewegungsrestriktionen oder Blockierungen gekommen ist.

Blockierungen in diesem Bereich können verschiedene Ursachen haben, z. B. eine Verdrehung des Brustkorbs, aber auch stumpfe Traumen und eine länger anhalten-de Fehlhaltung. Die Schmerzen bei einer blockierten Rippe sind normalerweise bewegungsabhängig und/oder auch atmungsabhängig. Je nachdem, ob die Rippe in Einatem- oder Ausatemstellung blockiert ist, treten Schmerzen bei der entgegen-gesetzten Atembewegung auf. Die Einatembewegung der Rippen wird aber auch bei Aufrichtung des Rumpfs benötigt. Bei Beugung des Rumpfs kommt es zur gleichzei-tigen Ausatembewegung der Rippen.

12.3.2 Symptome & Diagnose

- Schmerzen/Atembeschwerden
- Belastungsschmerz
- Druckschmerz
- Ausstrahlende Schmerzen
- Muskelhartspann
- Bewegungseinschränkung

Nicht selten suchen die betroffenen Athleten internistische Hilfe auf, weil die Rip-penblockierung in den Bereich des linken Brustkorbs ausstrahlt (Herzregion).

12.3.3 Therapie & Training

Erste-Hilfe-Kasten:
- Entlastung
- Schmerzfrei lagern
- Eventuell Kühlung oder Wärme je nach Befinden
- Trauma → Erstversorgung → Arzt
- Diagnose

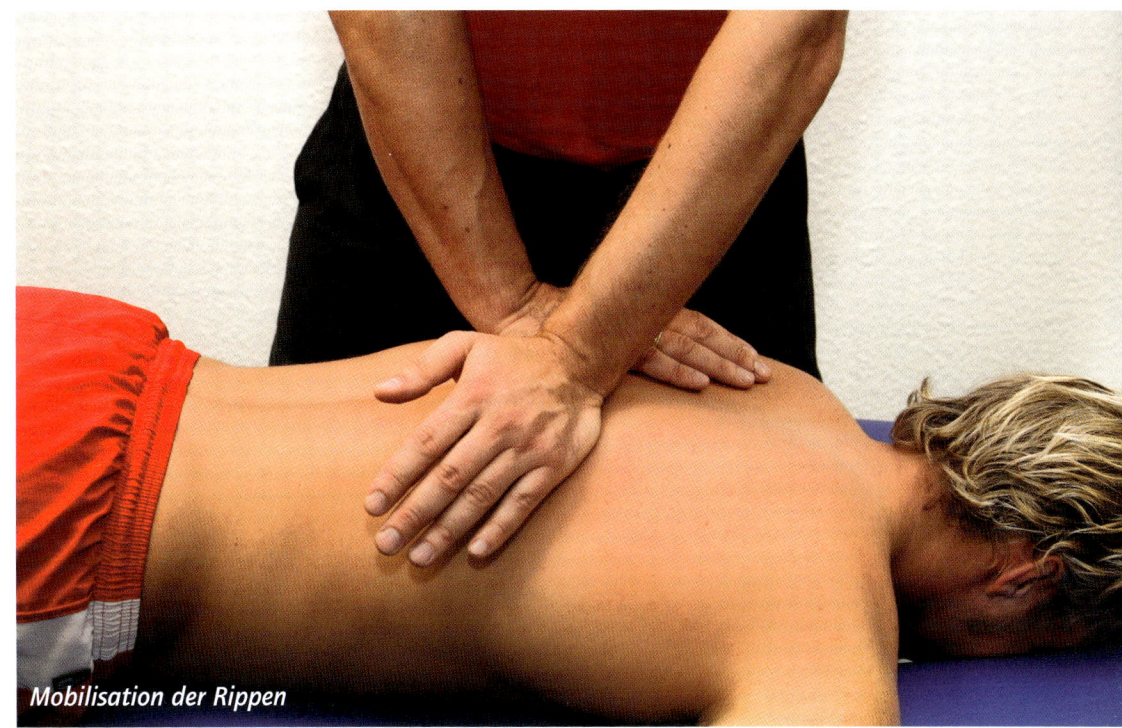

Mobilisation der Rippen

Therapieziele:
- Muskelentspannung
- Schmerzlinderung
- Muskeltraining
- Beweglichkeitsverbesserung
- Vermeiden von Sekundärproblemen
- WS-Stabilisation
- Trainieren BWS-Rotation
- Beheben der Blockierung durch chirotherapeutische Maßnahmen

Trophik	Beweglichkeit	Kraft
	Myofasziale Techniken	Koordinationstraining
Elektrotherapie	Triggerpunkt-behandlung	Funktionstraining Lokale Stabilisation
	Massage	Globale Muskelkräftigung
Heiße Rolle	Manuelle Therapie Chiropraktik	Training dynamisch-konzentrisch und exzentrisch-schnell

Übersicht: Rippenblockierungen

1. Symptome

- Bewegungsschmerz
- Druckschmerz
- Muskelhartspann
- Ausstrahlende Schmerzen
- Bewegungseinschränkung
- Atembeschwerden

2. Untersuchung

- Palpation
- Manuelle Untersuchung
- Federungstests

3. Erste Hilfe

- Entlasten
- Schmerzfrei lagern

4. Behandlung

- Physiotherapie
- Elektrotherapie/Ultraschall
- Manuelle Therapie Wirbelsäule
- Muscle-Energy-Techniken
- Kinesio Tapes
- Myofasziale Techniken

5. Training

- Training im schmerzfreien Bereich
- Ersatztraining
- Sensomotorik
- Training der lokalen und globalen Stabilisatoren
- Reaktives Training
- Trainingsaufnahme in der Sportdisziplin, wenn belastungsstabil und schmerzfrei
- Sprungtraining
- BWS Rotation

6. Prävention

- Koordinationstraining
- Kinesiologische Tapes tragen
- Risikofaktoren beachten und verringern
- Aufwärmen beachten

7. Tschollis TIPP

Rippenbeschwerden immer auch ärztlich untersuchen lassen, um eine Sekundärproblematik, wie Rippenfellentzündung oder Lungenentzündung, auszuschließen.

12.4 Rippenfrakturen

12.4.1 Anatomie

Der komplette oder teilweise Bruch einer Rippe entsteht durch eine massive Gewalteinwirkung auf den Thorax, z. B. durch einen Sturz oder Schlag auf eine Thoraxseite. Kommt es dabei zu mehreren Rippenfrakturen auf derselben Körperhälfte, so spricht man von einer Rippenserienfraktur. Typisch sind starke Schmerzen bei Bewegung und beim Atmen, eventuell mit krepitierenden (knirschenden) Geräuschen, wenn sich die Frakturenden gegeneinander bewegen. Ein Röntgenbild stellt die Fraktur dar. Es gibt auch Frakturen im Bereich des knorpeligen Bereichs der Rippe in der Nähe des Brustbeins. Diese sind schwer zu diagnostizieren, da sie im Röntgenbild nicht dargestellt werden können. Eine Ruhigstellung z. B. im Gips, wie bei anderen Frakturen üblich, ist bei einer Rippenfraktur nicht erforderlich, eine Sportpause über mehrere Wochen wird aber notwendig sein. Die Eingliederung in den Sport kann z. B. mithilfe eines Tapeverbandes erleichtert werden.

Eine Gefahr bei Rippenfrakturen ist die Verletzung des Herzens, der Lunge oder der Hauptschlagader (Aorta) durch eine sich verschiebende gebrochene Rippe. Außerdem kann ein Pneumothorax entstehen, wobei durch die gebrochene Rippe das Vakuum zwischen Lungenfell und Rippenfell aufgehoben wird und die Lungenseite in sich zusammenfällt und nicht mehr normal belüftet werden kann.

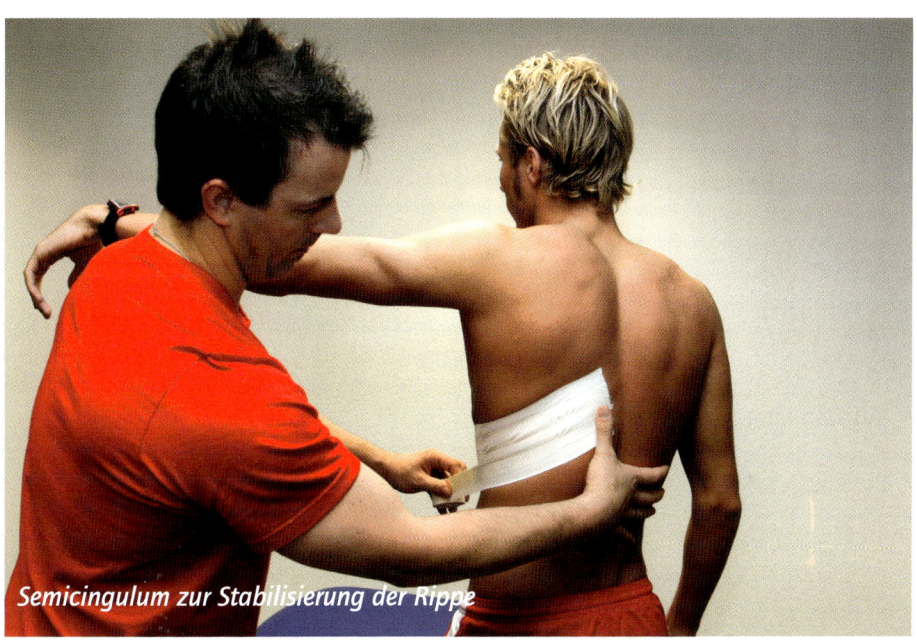

Semicingulum zur Stabilisierung der Rippe

12.4.2 Symptome & Diagnose

- Schmerzen/Atembeschwerden
- Belastungsschmerz
- Druckschmerz
- Ausstrahlende Schmerzen
- Muskelhartspann
- Bewegungseinschränkung
- Krepitation

Es muss unbedingt auf die möglichen Begleitverletzungen, wie Pneumothorax oder Gefäßverletzungen im Thoraxbereich, geachtet werden.

12.4.3 Therapie & Training

Erste-Hilfe-Kasten:
- Entlastung
- Stabilisieren
- Trauma → Erstversorgung → Arzt
- Diagnose

Therapieziele:
- Muskelentspannung
- Schmerzlinderung
- Muskeltraining
- Beweglichkeitsverbesserung
- Vermeiden von Sekundärproblemen
- WS-Stabilisation
- Trainieren der autochthonen Rückenmuskulatur

Trophik	Beweglichkeit	Kraft
	Myofasziale Techniken	Koordinationstraining
Elektrotherapie	Triggerpunkt-behandlung	Funktionstraining Lokale Stabilisation
	Massage	Globale Muskelkräftigung
Heiße Rolle	Manuelle Therapie	

Übersicht: Rippenfraktur

1. Symptome

- Bewegungsschmerz
- Druckschmerz
- Muskelhartspann
- Ausstrahlende Schmerzen
- Bewegungseinschränkung
- Atembeschwerden
- Krepitation
- Abnorme Rippenstellung

2. Untersuchung

- Palpation
- Röntgenbild

3. Erste Hilfe

- Entlasten
- Schmerzfrei lagern

4. Behandlung

- Physiotherapie
- Pneumonieprophylaxe
- Elektrotherapie/Ultraschall
- Lymphdrainage
- Manuelle Therapie an der Wirbelsäule
- Muscle-Energy-Techniken
- Kinesio Tapes
- Funktionstapes
- Myofasziale Techniken
- Training der lokalen Stabilisatoren

5. Training

- Training im schmerzfreien Bereich
- Ersatztraining
- Sensomotorik
- Training der lokalen und globalen Stabilisatoren
- Reaktives Training
- Trainingsaufnahme in der Sportdisziplin, wenn belastungsstabil und schmerzfrei
- Sprungtraining

6. Prävention

- Braces/Schutzwesten
- Risikofaktoren beachten und verringern

7. Tschollis TIPP

Atemtherapie zur Pneumonieprophylaxe, kombiniert mit Aquagymnastik, sind elementare Bausteine in der Rehabilitation nach Rippenfrakturen.

12.5 Schleudertrauma der HWS

12.5.1 Anatomie

Schleudertraumen entstehen durch ruckhafte Bewegungen der Halswirbelsäule, z. B. im Motorsport, aber auch bei Kampfsportarten. Durch eine unvorhergesehene Krafteinwirkung schleudert die Halswirbelsäule mitsamt dem Kopf meist zunächst nach hinten, um dann in der Gegenreaktion peitschenschlagartig wieder nach vorne geworfen zu werden. Seitliche Ausschläge sind möglich. Je nach Schweregrad kann es zu Verletzungen durch Kompression der Bandscheibe kommen, zu Überdehnungen oder Einrissen des Bandapparats der Halswirbelsäule, in jedem Falle aber zu Muskelverspannungen im Hals-Nacken-Bereich, die zu einer Steilstellung der Halswirbelsäule führen.

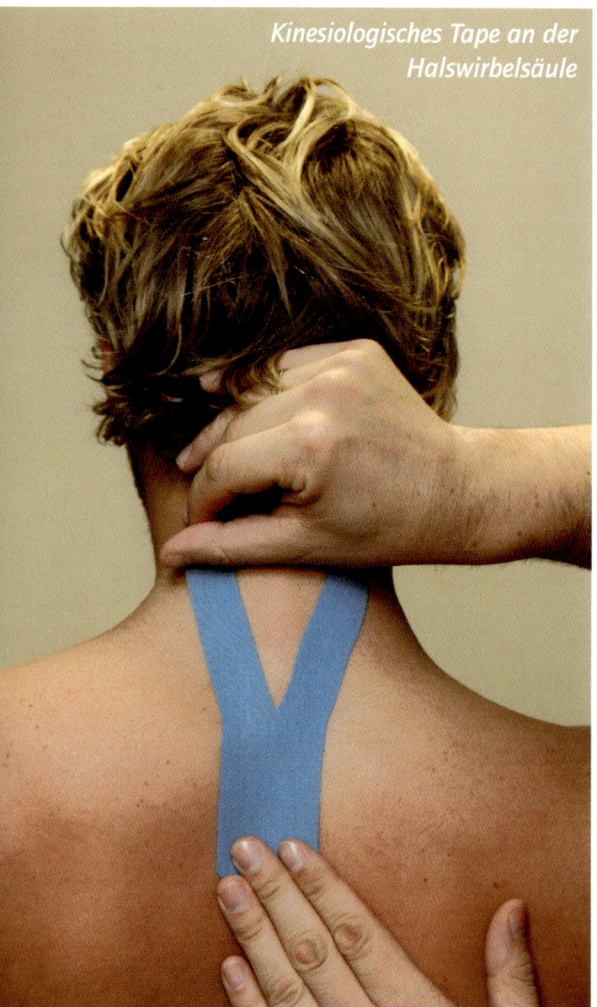

Kinesiologisches Tape an der Halswirbelsäule

Die Symptome eines Schleudertraumas zeigen sich häufig erst einige Stunden, eventuell sogar erst Tage nach der Verletzung. Dann treten Schmerzen im Hals-Nacken-Bereich, verbunden mit einem Steifigkeitsgefühl, auf. Häufig werden Kopfschmerzen und Schwindel, seltener Ohrgeräusche/Sehstörungen und Sensibilitätsstörungen im Bereich des Kopfs/Halses und der oberen Extremität angegeben. Bei massivsten Schleudertraumen, englisch auch als *Whiplash Injury* oder Peitschenschlagsyndrom bezeichnet, kann es zu Verletzungen der Blutgefäße, der Neuralstrukturen im Hals-Nacken-Bereich, sowie der stabilisierenden Bandverbindungen in den Kopfgelenken kommen. Hier ist unbedingt eine genaue ärztliche Diagnostik erforderlich.

KEINE chiropraktischen Manöver in der Akutphase!

12.5.2 Symptome & Diagnose

- Schwindel
- Sehstörungen
- Vegetative Beschwerden
- Belastungsschmerz
- Druckschmerz

- Ausstrahlende Schmerzen
- Muskelhartspann
- Bewegungseinschränkung
- Eventuell Ausfallerscheinungen

TiPP:
Unbedingt eine ärztliche Diagnose machen lassen.

12.5.3 Therapie & Training

Erste-Hilfe-Kasten:
- Entlastung
- Stabilisieren
- Trauma → Erstversorgung → Arzt
- Diagnose

Therapieziele:
- Muskelentspannung
- Schmerzlinderung durch kinesiologische Tapes
- Muskeltraining
- Beweglichkeitsverbesserung
- Vermeiden von Sekundärproblemen
- HWS-Stabilisation
- Trainieren der autochthonen Rückenmuskulatur

Trophik	Beweglichkeit	Kraft
	Myofasziale Techniken	Koordinationstraining
Elektrotherapie	Triggerpunkt-behandlung	Funktionstraining Lokale Stabilisation
	Massage	Globale Muskelkräftigung
Heiße Rolle	Manuelle Therapie	

Übersicht: HWS Schleudertrauma

1. Symptome

- Bewegungsschmerz
- Druckschmerz
- Muskelhartspann
- Ausstrahlende Schmerzen
- Bewegungseinschränkung
- Schwindel
- Sehstörungen
- Vegetative Beschwerden
- Rippenfunktionsstörung im Übergang von der HWS zu BWS

2. Untersuchung

- Anamnese
- Palpation
- Röntgenbild
- MRT

3. Erste Hilfe

- Entlasten
- Schmerzfrei lagern
- Arzt!!

4. Behandlung

- Physiotherapie
- Elektrotherapie/Ultraschall
- Manuelle Therapie
- Muscle-Energy-Techniken
- Kinesio Tapes
- Myofasziale Techniken
- Training der lokalen Stabilisatoren an der HWS

5. Training

- Training im schmerzfreien Bereich
- Training der lokalen und globalen Stabilisatoren
- Trainingsaufnahme in der Sportdisziplin, wenn belastungsstabil und schmerzfrei

6. Prävention

- Risikofaktoren beachten und verringern

7. Tschollis TIPP

Erste-Hilfe-Maßnahmen mit einer Halskrause oder einem Stiff Neck einleiten. Neurologische Ausfälle können auch zu einem späteren Zeitpunkt noch entstehen. Lassen Sie sich Zeit in der Rehabilitation.

13 Schulterverletzungen

Anatomie

Die Bewegungen im Schultergürtel bzw. in der Schulter entstehen durch Kombinationsmechanismen in mehreren Einzelgelenken, die im Zusammenspiel eine maximale Bewegungsfreiheit einräumen. Das eigentliche Schultergelenk besteht aus der Gelenkpfanne am Schulterblatt und aus dem Kopf, der vom Oberarm gebildet wird. Dieses Gelenk umschließt eine weite, schlaffe Kapsel, die eine große Bewegungsfreiheit in alle Richtungen ermöglicht. Die Gelenkpfanne ist im Verhältnis zum Oberarmkopf sehr klein, sie bedeckt nur ca. ein Drittel des Kopfs und wird vergrößert durch einen faserknorpeligen Ring, der am äußeren Rand der Gelenkpfanne aufsitzt (Labrum glenoidale). Nach oben hin wird das Schultergelenk durch das Schulterdach, eine knöcherne Ausziehung des Schulterblatts, begrenzt.

Zwischen Schulterdach und Oberarm verlaufen Sehnen verschiedener Muskeln, die auf Grund der Enge in diesem Zwischenraum sehr verschleiß- und überlastungsanfällig sind (vgl. Impingementsyndrom). Das Schulterblatt liegt auf der Rückseite des Thorax und wird hier hauptsächlich über Muskulatur gehalten. Auf der Vorderseite des Rumpfs befindet sich das Schlüsselbein, das einmal mit einer gelenkigen Verbindung am Schulterdach des Schulterblatts fixiert ist und mit einem zweiten Gelenk mit dem Brustbein in Verbindung steht.

Die Bewegungen im Schultergelenk würden durch das Schulterdach begrenzt werden. Um die Bewegungsfreiheit hauptsächlich bei der Armhebung zu vergrößern, wird das Schulterblatt bei den Schulterbewegungen auf dem Thorax geschwenkt. Jede Bewegung des Schultergelenks setzt also die Beweglichkeit in den beiden Schlüsselbeingelenken und im Gelenk des Schulterblatts auf dem Thorax voraus.

Diese komplexen Bewegungen der einzelnen Gelenke können nur durchgeführt werden durch ein koordiniertes Zusammenspiel der Schultergürtelmuskulatur. Wenn der Arm angehoben wird, muss nicht nur die Muskulatur im Oberarm angespannt werden, sondern gleichzeitig die Muskulatur, die das Schulterblatt schwenkt, ebenfalls aktiv sein.

Überwiegt ein bestimmter Teil der Schultermuskulatur bzw. ist ein bestimmter Teil abgeschwächt, kommt es zwangsläufig zu unharmonischen Bewegungen und damit zu Fehlbelastungen aller Strukturen der Schulter.

13.1 Schulterluxation

13.1.1 Anatomie

Als Schulterluxation bezeichnet man das Auskugeln des Schultergelenks, also das dauerhafte Verlassen des Oberarmkopfs aus der Pfanne. Bei der typischen Luxationsrichtung im Schultergelenk bewegt sich der Oberarmknochen nach vorne und nach unten aus der Pfanne. Wenn z. B. ein Handballspieler seinen Arm zum Wurf angehoben hat und der Gegenspieler einen Gegendruck gegen den Arm erzeugt (in den Wurfarm greift), kann eine solche Auskugelung entstehen. Durch die entstehende Hebelwirkung springt der Oberarmkopf aus der Pfanne. Als Symptome treten massive Schmerzen und eine deutlich eingeschränkte Beweglichkeit auf. Häufig kann man von außen die Fehlstellung des Schultergelenks erkennen. Ein Röntgenbild in zwei Ebenen kann die Diagnose bestätigen. Direkte Therapie ist die Reposition des Schultergelenks. Dies sollte unter allen Umständen von einem Arzt und, wenn möglich, unter Narkose ausgeführt werden, da die Gefahr besteht, dass sowohl bei der Verrenkung als auch bei der Reposition oder neuralen Strukturen zur Verletzung des auf der Pfanne gelegenen Knorpelrings (Labrum glenoidale) kommt. Eine weitere Gefahr bei der Schulterluxation ist die sogenannte Hill-Sachs-Delle. Hierbei kommt es durch die Luxation zu einer Knochenimpression am Oberarmkopf.

Bei der Bankardläsion kommt es zum Abriss des unteren Anteils des Labrums glenoidale, welches bei der Verrenkung durch den Oberarmkopf von der Pfanne abgerissen wird. Des Weiteren können Gefäße und Nerven beschädigt werden. Als Spätfolge einer Luxation kann eine Instabilität des Schultergelenks folgen. Dadurch, dass der Kapsel-Band-Apparat weit überdehnt wurde, fehlt dem Schultergelenk die Stabilität und es kommt auch bei geringen Traumen zur Luxation des Schultergelenks.

13.1.2 Symptome & Diagnose

- Schmerzen
- Belastungsschmerz
- Druckschmerz
- Ausstrahlende Schmerzen
- Bewegungseinschränkung
- Eventuell Ausfallerscheinungen
- Abnorme Gelenk-/Knochenstellung

Häufig kommt es bei den habituellen Schulterluxationen reflexartig zu Eigenrepositionen durch den Athleten. Dabei zieht der Sportler den Arm nach unten und erhofft sich dadurch ein Zurückspringen in die Gelenkpfanne.

13.1.3 Therapie & Training

Erste-Hilfe-Kasten:
- **Entlastung**
- **Stabilisieren**
- **Keine Eigenversuche zum Einrenken!**
- **Trauma → Erstversorgung → Arzt**
- **Diagnose**

Therapieziele:
- Muskelentspannung
- Schmerzlinderung
- Muskeltraining
- Beweglichkeitsverbesserung
- Vermeiden von Sekundärproblemen
- Stabilisation des Schultergelenks
- Trainieren der autochthonen Rückenmuskulatur
- Wirbelsäulenaufrichtung trainieren

Trophik	Beweglichkeit	Kraft
	Myofasziale Techniken	Koordinationstraining
Elektrotherapie	Triggerpunkt-behandlung	Funktionstraining Lokale Stabilisation
	Massage	Globale Muskelkräftigung
Heiße Rolle	Manuelle Therapie	Stabilisierung und Zentrierung des Schultergelenks

Übersicht: Schulterluxation

1. Symptome

- Bewegungsschmerz
- Druckschmerz
- Abnorme Gelenkstellung

2. Untersuchung

- Palpation
- Röntgenbild
- Anamnese
- MRT

3. Erste Hilfe

- Entlasten
- Schmerzfrei lagern
- Arzt!!
- KEINE Eigenversuche zur Reposition

4. Behandlung

- Physiotherapie
- Elektrotherapie/Ultraschall
- Manuelle Therapie
- Muscle-Energy-Techniken
- Kinesiologische Tapes
- Myofasziale Techniken
- Training der lokalen Stabilisatoren

5. Training

- Training im schmerzfreien Bereich
- Training der lokalen und globalen Stabilisatoren
- Trainingsaufnahme in der Sportdisziplin, wenn belastungsstabil und schmerzfrei

6. Prävention

- Risikofaktoren beachten und verringern
- Schulterkoordinationsübungen einbauen
- Reaktives Training der Schultermuskeln

7. Tschollis TIPP

Krafttraining und Koordinationstraining sind für die Zentrierung des Schultergelenks besonders wichtig. Dabei kommt es auf eine gute Leistung der Rotatorenmanschettenmuskulatur an.

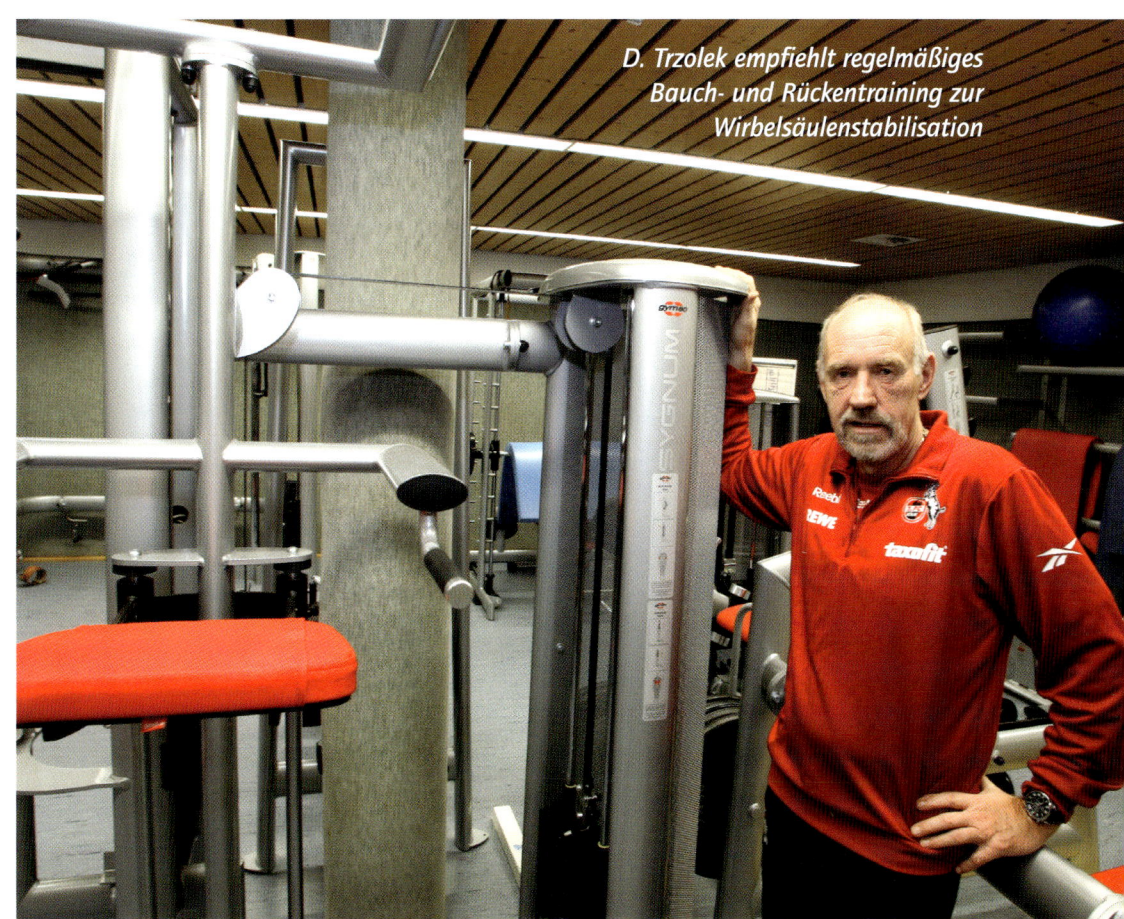

D. Trzolek empfiehlt regelmäßiges Bauch- und Rückentraining zur Wirbelsäulenstabilisation

13.2 Impingement

13.2.1 Anatomie

Das Schultergelenk wird von einem knöchernen Anteil des Schulterblatts überdacht. Zwischen diesem Acromion und dem Oberarmkopf verläuft die Ansatzsehne des Musculus supraspinatus und die Sehne des langen Anteils des M. biceps brachii. Außerdem befindet sich in diesem Subacromialraum ein Schleimbeutel (Bursa subacromialis), der die Reibung zwischen den Sehnen und den knöchernen Anteilen verringern soll.

Verschiedene Faktoren können dazu führen, dass der Subacromialraum enger wird. Die mechanische Einengung bewirkt durch den Druck eine Entzündungsreaktion des Schleimbeutels, der anschwillt und somit den Subacromialraum weiter verengt. Bei lang andauernder mechanischer Kompression kann es bis zum Riss der Sehnen kommen.

Typisch sind Schmerzen und Kraftverlust bei der Armhebung und Abspreizung, da sich hierbei der Subacromialraum physiologisch ebenfalls verengt.

Faktoren, die zu einer subacromialen Enge führen können:
- Sportarten oder Tätigkeiten, bei der die Arme dauerhaft über Kopfhöhe gehalten werden müssen (z. B. Volleyball).
- Krumme (gebeugte) Körperhaltung bewirkt, dass das Schulterdach weiter nach unten gerichtet ist und es bei der Armhebung eher zum Einengen der Sehnen kommt.
- Knöcherne Veränderungen oder Anomalien am Schulterdach sind nicht selten mit verantwortlich für das subacromiale Impingement.
- Muskuläre Dysbalancen spielen vor allem im Sport eine wichtige Rolle.
  Überwiegt die Muskulatur, die den Oberarmkopf nach oben unter das Schulterdach zieht, oder ist die Muskulatur, die den Oberarmkopf zentral in der Pfanne hält, zu schwach, dann komprimiert bei Bewegung der Oberarmkopf die Sehnen und den Schleimbeutel unter dem Schulterdach.

13.2.2 Symptome & Diagnose

• Schmerzen	• Kraftverlust
• Belastungsschmerz	• Entzündungszeichen
• Ausstrahlende Schmerzen	• Erguss
• Bewegungseinschränkung	• Schleimbeutelreizung

Auch das Röntgenbild kann die Verdachtsdiagnose Impingement bestätigen. Häufig sind es jedoch die funktionellen Defizite, die auf keinem Bild nachweisbar sind, die die oben beschriebene Problematik auslösen können.

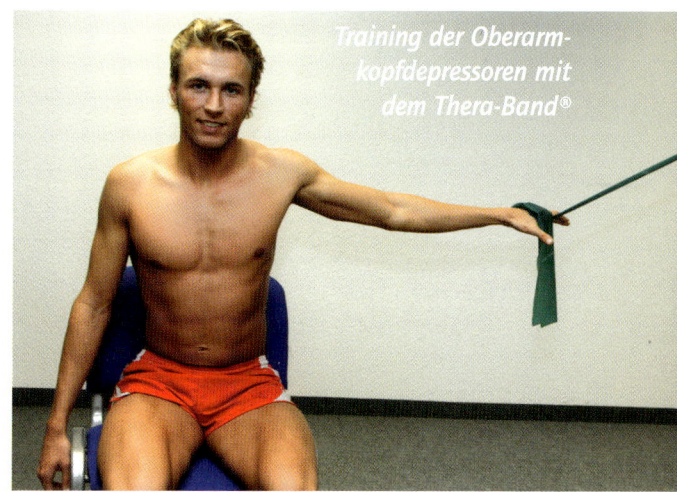

Training der Oberarmkopfdepressoren mit dem Thera-Band®

13.2.3 Therapie & Training

Erste-Hilfe-Kasten:
- **Entlastung**
- **Stabilisieren**
- **Überkopfbewegungen vermeiden**
- **Trauma → Erstversorgung → Arzt**
- **Diagnose**

Therapieziele:
- Muskelentspannung
- Schmerzlinderung
- Muskeltraining der Humeruskopfdepressoren (Adduktoren und Innenrotatoren)
- Beweglichkeitsverbesserung
- Vermeiden von Sekundärproblemen
- Stabilisation des Schultergelenks
- Trainieren der autochthonen Rü-ckenmuskulatur
- Wirbelsäulenaufrichtung trainieren

Trophik	Beweglichkeit	Kraft
	Myofasziale Techniken	Koordinationstraining
Elektrotherapie	Triggerpunkt-behandlung	Funktionstraining Humeruskopfdepressoren
	Massage	Globale Muskelkräftigung
Heiße Rolle	Manuelle Therapie	Stabilisierung und Zentrierung des Schultergelenks

Übersicht: Impingement

1. Symptome

- Bewegungsschmerz
- Druckschmerz

2. Untersuchung

- Anamnese
- Palpation
- Röntgenbild
- MRT

3. Erste Hilfe

- Entlasten

4. Behandlung

- Physiotherapie
- Elektrotherapie/Ultraschall
- Manuelle Therapie
- Muscle-Energy-Techniken
- Kinesiologische Tapes
- Myofasziale Techniken
- Training der lokalen Stabilisatoren

5. Training

- Training im schmerzfreien Bereich
- Training der Humeruskopfdepressoren
- Training der lokalen und globalen Stabilisatoren
- Trainingsaufnahme in der Sportdisziplin, wenn belastungsstabil und schmerzfrei

6. Prävention

- Risikofaktoren beachten und verringern
- Schulterkoordinationsübungen einbauen
- Reaktives Training der Schultermuskeln
- Muskuläre Dysbalancen ausgleichen

7. Tschollis TIPP

Eigenübungen mit dem Thera-Band® zur Tonussteigerung der Humeruskopfdepressoren. Eine Salbe zur Linderung der Entzündung: Beinwell, Ringelblume, Arnika, Johanneskraut, Spitzwegerich und Teebaumöl zu gleichen Teilen mischen und als Salbenverband auf die entsprechende Stelle auftragen.

13.3 Rotatorenmanschettenverletzung

13.3.1 Anatomie

Die Rotatorenmanschette der Schulter besteht aus vier verschiedenen Muskeln:

- M. supraspinatus,
- M. infraspinatus,
- M. teres minor und
- M. subscapularis.

Mit diesen Muskeln versucht sich das Schultergelenk zu stabilisieren. Stehen diese Muskeln in einer funktionellen Dysbalance zueinander, dann neigt die Gelenkeinheit zwischen Pfanne und Kopf zur Dezentrierung. Nicht nur die trainingsbedingten Kraftdefizite der einzelnen Muskeln spielen eine Rolle für die Funktionsfähigkeit der Rotatorenmanschette. Mit zunehmendem Alter ist diese Struktur auch degenerativ gefährdet und kann leichter überlastungsbedingt traumatisieren. Dabei kann die eigentlich kapselverstärkende Muskulatur der Rotatorenmanschette reißen und eine Operation notwendig machen. Das klinische Bild ist eine Fehlfunktion der Muskelführung. In der Regel werden diese Pathologien operiert.

13.1.2 Symptome & Diagnose

- Schmerzen
- Belastungsschmerz
- Ausstrahlende Schmerzen
- Bewegungseinschränkung
- Kraftverlust
- Entzündungszeichen
- Erguss
- Schleimbeutelreizung
- Nachtschmerzen

Typischerweise neigen die verletzten Athleten auf Grund der Dezentrierung des Oberarmknochens zum Nachtschmerz. Ausstrahlungsbereich ist der laterale Oberarm im Bereich eine definierten C5-Segments.

13.1.3 Therapie & Training

Erste-Hilfe-Kasten:

- Entlastung
- Stabilisieren
- Überkopfbewegungen vermeiden
- Kühlen
- Trauma → Erstversorgung → Arzt
- Diagnose

Therapieziele:

- Muskelentspannung
- Schmerzlinderung
- Muskeltraining der Schultermuskeln (Adduktoren und Innenrotatoren)
- Beweglichkeitsverbesserung
- Vermeiden von Sekundärproblemen
- Stabilisation des Schultergelenks
- Trainieren der autochthonen Rückenmuskulatur
- Wirbelsäulenaufrichtung trainieren

Trophik	Beweglichkeit	Kraft
	Myofasziale Techniken	Koordinationstraining
Elektrotherapie	Triggerpunkt-behandlung	Funktionstraining Humeruskopfdepressoren
	Massage	Globale Muskelkräftigung
Heiße Rolle	Manuelle Therapie	Stabilisierung und Zentrierung des Schultergelenks

Übersicht: Rotatorenmanschettenverletzung

1. Symptome
- Bewegungsschmerz
- Druckschmerz
- Ausstrahlende Schmerzen
- Kraftverlust

2. Untersuchung
- Anamnese
- Palpation
- Muskelwiderstandstest
- MRT

3. Erste Hilfe
- Entlasten
- Kühlen

4. Behandlung
- Physiotherapie
- Elektrotherapie/Ultraschall
- Manuelle Therapie
- Muscle-Energy-Techniken
- Kinesiologische Tapes
- Myofasziale Techniken
- Training der lokalen Stabilisatoren

5. Training
- Training im schmerzfreien Bereich
- Bewegungsausmaß nach Arztvorgabe
- Training der Humeruskopfdepressoren
- Training der lokalen und globalen Stabilisatoren
- Trainingsaufnahme in der Sportdisziplin, wenn belastungsstabil und schmerzfrei

6. Prävention
- Risikofaktoren beachten und verringern
- Schulterkoordinationsübungen einbauen
- Reaktives Training der Schultermuskeln
- Muskuläre Dysbalancen ausgleichen

7. Tschollis TIPP
Die Wundheilung kann mit einer zusätzlichen Gabe von Vitamin C unterstützt werden. Vermeiden Sie Alkohol und Nikotin in den ersten Tagen nach der OP. Das Tragen von kinesiologischen Tapes verbessert die Stoffwechsellage.

14 Ellbogen- , Hand- und Fingerverletzungen

Anatomie

Der Ellbogen ist ebenfalls aus mehreren Gelenken zusammengesetzt. Sowohl Elle (Ulna) als auch die Speiche (Radius) stehen in gelenkiger Verbindung mit dem unteren Ende des Oberarmknochens. Sie ermöglichen Beuge- und Streckbewegungen im Ellbogen. Außerdem befindet sich zwischen Elle und Speiche in der Nähe des Ellbogens und in der Nähe des Handgelenks jeweils ein einzelnes Gelenk für die Drehbewegung im Unterarm, bei der sich die Speiche um die Elle herumbewegt. Die beiden Knochen werden, wie die beiden Unterschenkelknochen, durch eine bindegewebige Haut (Membrana interossea) miteinander verbunden.

Die Hand besteht aus acht, in zwei Reihen angelegten Handwurzelknochen, daran angrenzend fünf Mittelhandknochen und dann jeweils gelenkig miteinander verbunden Grund-, Mittel- und Endglieder der Fingerknochen. Der Daumen besteht nur aus Grund- und Endglied und ist um 45-90° zu den anderen Fingern nach innen gedreht, um die Greifbewegung zu ermöglichen. Die Bewegungen im Handgelenk sind möglich durch die Artikulation der beiden Unterarmknochen mit einem Teil der Handwurzelknochen. Außerdem bewegen sich die Handwurzelknochen untereinander, sodass die maximale Bewegungsfreiheit für Handbeugung und -streckung sowie daumen- und kleinfingerseitige Bewegungen ermöglicht werden. In den einzelnen Fingergelenken sind hauptsächlich Beuge- und Streckbewegungen möglich. Die Fingergrundgelenke und das Daumensattelgelenk ermöglichen außerdem noch Abspreizbewegungen.

14.1 Tennisellbogen

14.1.1 Anatomie

Der Tennisellbogen oder Epikondylitis lateralis

Beim Tennisellbogen handelt es sich um eine Insertionstendopathie, also eine Sehnenansatzreizung am Unterarm. Die Unterarmmuskulatur ist sehr lang und dünn. Die Muskelbäuche sind sehr ellbogennah. Die langen Endsehnen der Muskeln ziehen dann zur Hand und bewirken auf der Handflächenseite eine Beugung im Handgelenk und der Finger und auf dem Handrücken eine Streckung, also das Hochziehen im Handgelenk sowie der Finger. Diese Streckmuskulatur hat ihren Ursprung am Ellbogen auf der Außenseite, am Epikondylus lateralis.

Affektionen dieses Muskel-Sehnen-Gebiets werden als Tennisellbogen bezeichnet, da bei der Rückhand beim Tennis diese Streckmuskulatur sehr schnell zur Überlastungssymptomatik neigt. Selbstverständlich kann jede andere sportliche oder körperliche Belastung der Handgelenkstrecker zu dieser Symptomatik führen. Typisch sind starke Schmerzen am Epikondylus lateralis, die von dort nach oben und vor allen Dingen nach unten Richtung Hand ausstrahlen können. Ausgelöst werden können die Beschwerden durch Streckung im Ellbogen und Beugung oder Streckung im Handgelenk.

Als Golferellbogen bezeichnet man die Reizung der Handbeuger im Bereich ihres Ursprungs auf der Innenseite des Ellbogens. Diese Muskelgruppe neigt seltener zu Überlastungssymptomatiken, der Verlauf ist dann aber mit dem Tennisellbogen vergleichbar.

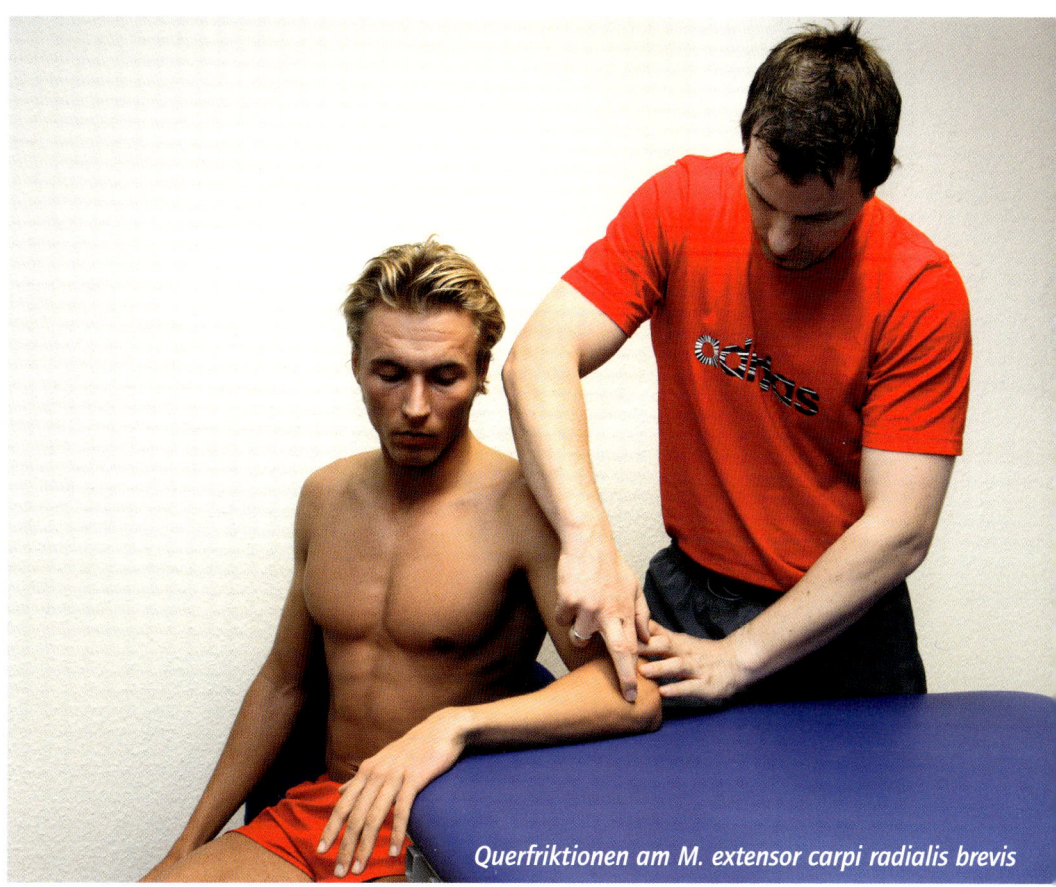

Querfriktionen am M. extensor carpi radialis brevis

14.1.2 Symptome & Diagnose

- Schmerzen
- Belastungsschmerz
- Ausstrahlende Schmerzen
- Bewegungseinschränkung
- Kraftverlust
- Entzündungszeichen

In den meisten Fällen ist der Musculus extensor carpi radialis brevis betroffen. An dieser Struktur zeigt sich häufig eine Insertionstendinose/-tendinitis zum Knochenansatz hin.

14.1.3 Therapie & Training

Erste-Hilfe-Kasten:
- Entlastung
- Stabilisieren
- Kühlen
- Trauma → Erstversorgung → Arzt
- Diagnose

Therapieziele:
- Muskelentspannung
- Schmerzlinderung
- Muskeltraining zum Ausgleich der muskulären Dysbalancen
- Beweglichkeitsverbesserung
- Vermeiden von Sekundärproblemen
- Kontrolle der Halswirbelsäule
- Beurteilung eines Thoracis-Outlet-Syndromes

Trophik	Beweglichkeit	Kraft
Ultraschall	Myofasziale Techniken	
Elektrotherapie	Dehnen	Funktionstraining Armmuskeln
	Massage Querfriktionen	Globale Muskelkräftigung
Heiße Rolle	Manuelle Therapie	

Übersicht: Tennisellbogen

1. Symptome

- Bewegungsschmerz
- Druckschmerz
- Ausstrahlende Schmerzen
- Kraftverlust

2. Untersuchung

- Anamnese
- Palpation
- Muskelwiderstandstest
- MRT

3. Erste Hilfe

- Entlasten
- Kühlen
- Tape

4. Behandlung

- Physiotherapie
- Querfriktionen
- Elektrotherapie/Ultraschall
- Manuelle Therapie/auch HWS/Clavicula
- Kinesiologische Tapes
- Myofasziale Techniken

5. Training

- Training im schmerzfreien Bereich
- Training der lokalen und globalen Stabilisatoren
- Trainingsaufnahme in der Sportdisziplin, wenn belastungsstabil und schmerzfrei

6. Prävention

- Risikofaktoren beachten und verringern
- Muskuläre Dysbalancen ausgleichen

7. Tschollis TIPP

Exzentrisches Muskeltraining der betroffenen Muskulatur bringt einen besonderen Zugreiz auf die Sehnen mit entsprechender Adaptation der Fasern.

14.2 Radiuskopffraktur

14.2.1 Anatomie

Die Fraktur der Speiche ist der am häufigsten vorkommende Knochenbruch im menschlichen Körper. Sie entsteht meist durch einen Sturz auf das gestreckte Handgelenk. Dabei kann es zur typischen handgelenknahen Fraktur kommen (Loco typico), zur Fraktur des Radiusschaftes oder zur Radiuskopffraktur nahe am Ellbogen. Erwarten können wir als Symptome die typischen Frakturzeichen. Als Gefahr könnte eine Verletzung verschiedener Blutgefäße oder nervaler Strukturen entstehen. Kommt es also zu Sensibilitätsstörungen im Bereich des Unterarms nach einem Sturz auf die Hand, muss eine neurologische Untersuchung abklären, ob Nerven beschädigt worden sind.

14.2.2 Symptome & Diagnose

- Schmerzen
- Belastungsschmerz
- Ausstrahlende Schmerzen
- Bewegungseinschränkung
- Kraftverlust
- Krepitation

Die Radiuskopffraktur dominiert vor allem mit einer Extensionseinschränkung im Ellbogengelenk.

14.2.3 Therapie & Training

Erste-Hilfe-Kasten:
- Entlastung
- Stabilisieren/Schiene/Verband
- Kühlen
- Trauma → Erstversorgung → Arzt
- Diagnose

Therapieziele:
- Schmerzlinderung
- Muskeltraining zum Ausgleich der muskulären Dysbalancen
- Beweglichkeitsverbesserung

Trophik	Beweglichkeit	Kraft
	Myofasziale Techniken	
Elektrotherapie	Dehnen	Funktionstraining Armmuskeln
	Massage Querfriktionen	Globale Muskelkräftigung
Heiße Rolle	Manuelle Therapie	

Übersicht: Radiuskopffraktur

1. Symptome
- Bewegungsschmerz
- Druckschmerz
- Ausstrahlende Schmerzen
- Kraftverlust

2. Untersuchung
- Anamnese
- Palpation
- Röntgen

3. Erste Hilfe
- Entlasten
- Kühlen
- Schiene/Verband

4. Behandlung
- Physiotherapie
- Elektrotherapie/Ultraschall
- Manuelle Therapie
- Kinesio Tapes
- Myofasziale Techniken

5. Training
- Training im schmerzfreien Bereich
- Training der lokalen und globalen Stabilisatoren
- Trainingsaufnahme in der Sportdisziplin, wenn belastungsstabil und schmerzfrei

6. Prävention
- Risikofaktoren beachten und verringern
- Muskuläre Dysbalancen ausgleichen
- Braces tragen

7. Tschollis TIPP
Wird die Radiuskopffraktur operiert, dann trainieren Sie, solange sie die verletzte Seite nicht belasten dürfen, immer auch die unverletzte Seite.

14.3 Überlastung der Handbeugesehnen

14.3.1 Anatomie

Das Handgelenk ist biomechanisch ein funktionelles Zusammenspiel der Unterarmknochen und der Basisreihe der Handwurzelknochen. Rein anatomisch betrachtet, sind für die Gelenkbildung aber nur Radius und die erste Reihe der Handwurzelknochen zuständig.

Auf der ulnaren Seite spielt ein Discus articulare eine wesentliche Verbindungsrolle zur Hand. Die passive Stabilität der Hand wird durch verschiedene Bänder gewährleistet. Die Unterteilung erfolgt nach Außen- und Innenbändern. Die Wurzelknochen der Hand bilden eine Gewölbestruktur, sodass die Beugesehnen der Unterarmmuskulatur unter ihnen weiter nach vorn Richtung Finger ziehen kann. Diese langen Hand- und Fingermuskeln unterlaufen im Bereich der Handwurzel das Retinaculum flexorum (queres Handwurzelband). Der darin liegende Karpaltunnel ist im eigentlichen Sinne eine Rinne (Sulcus), in der die Beugesehnen verlaufen. Damit trotz ständiger Handarbeit keine Überlastungen auftreten sollen, sind die Sehnen von bindegewebigen Sehnenscheiden (Vaginae tendinae) umschlossen. Innerhalb befindet sich ein Flüssigkeitsfilm, der ein reibungsloses Gleiten ermöglichen soll.

Veletzungsmechanismus
Durch äußeren Druck oder ständige einseitige Bewegungen können die Beugesehnen der Handbeugemuskeln Überlastungszeichen entwickeln. Die Schmerzen treten dann bei Beanspruchung der Muskulatur auf. In dem Muskel und seiner Sehne selbst sind Schwellungen festzustellen. Oftmals ist das Knirschen der Sehnen während des Bewegungsvorgangs tastbar.

14.3.2 Symptome & Diagnose

- Schmerzen bei Belastung und Dehnen
- Belastungsschmerz
- Ausstrahlende Schmerzen
- Bewegungseinschränkung
- Kraftverlust
- Krepitation
- Schwellungen

Gerade Tennis- und Squashspieler, aber auch Kanuten und Ruderer sind zu Beginn ihres Trainings gefährdet. Bei plötzlicher Intensivierung des Trainings müssen ebenfalls Vorsichtmaßnahmen getroffen werden.

14.3.3 Therapie & Training

Erste-Hilfe-Kasten:

- Entlastung
- Stabilisieren/Schiene/Verband
- Kühlen
- Trauma → Erstversorgung → Arzt
- Diagnose

Therapieziele:

- Schmerzlinderung
- Muskeltraining zum Ausgleich der muskulären Dysbalancen
- Beweglichkeitsverbesserung

Trophik	Beweglichkeit	Kraft
	Myofasziale Techniken	
Elektrotherapie	Dehnen	Funktionstraining der Arm-muskeln
	Massage Querfriktionen	Globale Muskelkräftigung
Heiße Rolle	Manuelle Therapie	

Übersicht: Überlastung der Handbeugesehnen

1. Symptome

- Bewegungsschmerz
- Druckschmerz
- Ausstrahlende Schmerzen
- Kraftverlust
- Krepitation
- Schwellung

2. Untersuchung

- Anamnese
- Palpation
- Sonografie
- Funktionelle Tests

3. Erste Hilfe

- Entlasten
- Kühlen
- Schiene/Verband

4. Behandlung

- Physiotherapie
- Elektrotherapie/Ultraschall
- Manuelle Therapie
- Kinesio Tapes
- Myofasziale Techniken

5. Training

- Training im schmerzfreien Bereich
- Trainingsaufnahme in der Sportdisziplin, wenn belastungsstabil und schmerzfrei (bis zu mehreren Wochen)

6. Prävention

- Risikofaktoren beachten und verringern
- Muskuläre Dysbalancen ausgleichen
- Braces tragen
- Training variieren
- Material optimieren

7. Tschollis TIPP

Ein Kohlwickel kann die Entzündung aus dem betroffenen Gebiet ziehen. Hierzu nimmt man frische Weißkohlblätter, verteilt diese auf einem feucht-warmen Tuch und rollt sie mit einem Nudelholz. Diese Blätter legt man dann auf die betroffene Stelle und fixiert sie dann mit einem Tuch oder einem lockeren Verband. Einwirkzeit: 2-8 Stunden.

14.4 Skidaumen

14.4.1 Anatomie

Der Daumen hat eine sehr spezielle Verbindung zur Handwurzelreihe der Hand. Über das Daumen-Sattel-Gelenk kann der Daumen in Kombination mit seiner Grundgelenkbeweglichkeit fast alle Stellungen an der Hand einnehmen. Das Sattelgelenk erhält seinen Namen, weil der erste Mittelhandknochen auf dem Os trapezium reitet. Dabei ist die Gelenkstellung etwas versetzt, sodass eine Schrägstellung des Daumens gegenüber den anderen Fingern erfolgt. Das Grundgelenk des Daumens mit der Bandsicherung ulnar und radial schließt sich an.

Verletzungsmechanismus

Beim Skidaumen handelt es sich um eine Bandverletzung am Daumengrundgelenk. Durch Abspreizung des Daumens über die natürliche Barriere hinaus kommt es zum Zerreißen des innen gelegenen Seitenbandes am Daumen, dem Lig. collaterale ulnare. Dies kann unter anderem auftreten, wenn beim Skifahren der Skistock aufgestellt wird und der Daumen durch die Vorwärtsbewegung des Sportlers nach hinten bzw. zur Seite abgespreizt wird.

Natürlich kann aber auch jede andere Art der überstarken Abspreizbewegung zu dieser Bandzerreißung führen. Je nach Instabilität wird der Daumen über eine Schiene oder einen Tapeverband ruhig gestellt oder das zerrissene Band operativ versorgt.

14.4.2 Symptome & Diagnose

- Schmerzen bei Belastung
- Bewegungseinschränkung
- Kraftverlust
- Schwellungen
- Instabilität
- Aufklappbarkeit
- Eventuell Hämatom

Bei einer klinisch auffälligen Instabilität von > 30° wird eine vollständige Ruptur des ulnaren Bandapparats angenommen. Ein Röntgenbild kann Ausrissfrakturen bestätigen. Um Begleitverletzungen ausschließen zu können, kann auch eine MRT-Aufnahme gemacht werden.

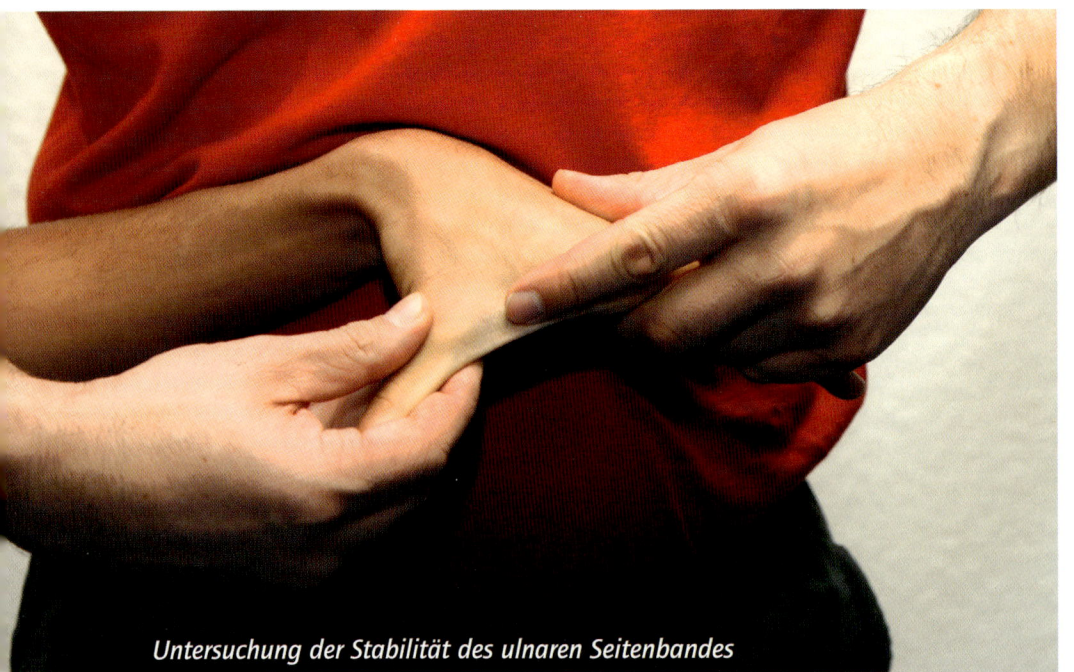

Untersuchung der Stabilität des ulnaren Seitenbandes

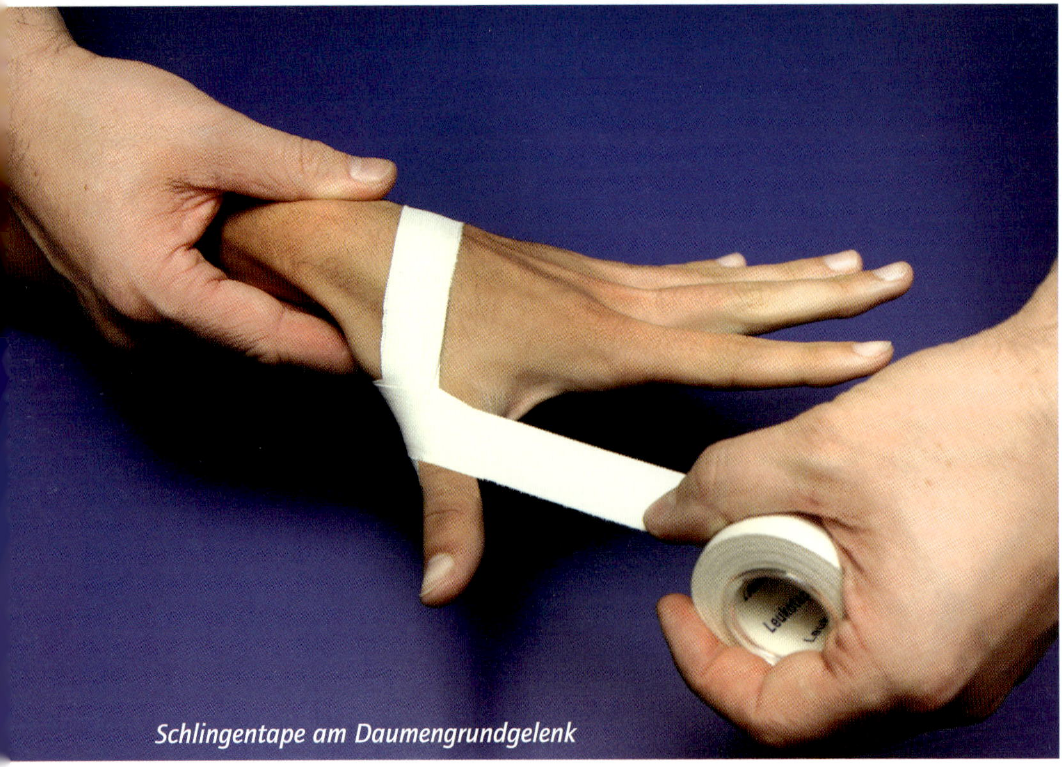

Schlingentape am Daumengrundgelenk

14.4.3 Therapie & Training

Erste-Hilfe-Kasten:

- Entlastung
- Stabilisieren/Schiene/Verband
- Kühlen
- Kompression
- Trauma → Erstversorgung → Arzt
- Diagnose

Therapieziele:

- Schmerzlinderung
- Schwellungsabbau
- Hämatomabbau
- Wundheilung des Bandes optimieren
- Frühfunktionelle Belastung ermöglichen

Trophik	Beweglichkeit	Kraft
Wechselwarme Bäder	Lymphdrainage	
Elektrotherapie		Training der Handfunktion
		Globale Muskelkräftigung
Ultraschall	Manuelle Therapie	

Übersicht: Skidaumen

1. Symptome

- Bewegungsschmerz
- Druckschmerz
- Schwellung
- Instabilität
- Aufklappbarkeit
- Hämatomverfärbung

2. Untersuchung

- Anamnese
- Palpation
- Funktionelle Tests
- Röntgen
- MRT

3. Erste Hilfe

- Entlasten
- Kühlen
- Schiene/Verband

4. Behandlung

- Physiotherapie
- Elektrotherapie / Ultraschall
- Manuelle Therapie
- Kinesio Tapes

5. Training

- Training im schmerzfreien Bereich
- Trainingsaufnahme in der Sportdisziplin, wenn belastungsstabil und schmerzfrei (bis zu mehreren Wochen)

6. Prävention

- Risikofaktoren beachten und verringern
- Muskuläre Dysbalancen ausgleichen
- Tapes/Braces tragen

7. Tschollis TIPP

Für die Teilnahme am Sport kann der Athlet den Daumen durch ein Tape am Zeigefinger fixieren. Dazu muss beim Torwart natürlich der Handschuh modifiziert (aufgeschnitten) werden.

14.5 Kapselverletzung am Finger

14.5.1 Anatomie

Die Finger sind in ihren Teilgelenken eng bandhaft geführt und ligamentär gesichert. An den Seiten befinden sich die Kollateralbänder und an der Handinnenseite die Bänder, die die Überstreckung der Finger verhindern sollen (Lig. palmaria). Verletzungen der Langfinger und des Daumens sind im Sport recht häufig anzutreffen. Die Mehrheit dieser Verletzungen wird nach genauer klinischer Untersuchung konservativ behandelt. Bei Ballsportarten mit Körperkontakt (Handball, Basketball) können die Verletzungen später Bewegungseinschränkungen in der Gelenkfunktion verursachen. Jede fixierte Fehlstellung führt zu Beeinträchtigungen.

Verletzungsmechanismus
Durch Schlag- oder Sturzfolgen können die Finger in ihren Zwischengelenken seitlich wegklappen und sich dabei die Kapsel-Band-Einheit der Finger verletzen. Die Gelenke schwellen an und werden unbeweglich. Dominant tritt hier sicherlich der Bewegungsschmerz auf. Bei vollständigen Rupturen liegt auch eine Instabilität vor.

14.5.2 Symptome & Diagnose

- Schmerzen bei Belastung
- Bewegungseinschränkung
- Kraftverlust
- Schwellungen
- Instabilität
- Aufklappbarkeit
- Eventuell Hämatom

Im Einzelfall kann ein Röntgenbild Begleitverletzungen ausschließen. In der sportphysiotherapeutischen Betreuung werden klinische Tests (Gleit-/Instabilitätstests) durchgeführt-, um das Ausmaß der Verletzung beurteilen zu können.

14.5.3 Therapie & Training

Erste-Hilfe-Kasten:
- Entlastung
- Stabilisieren/Schiene/Verband
- Kühlen
- Kompression
- Trauma → Erstversorgung → Arzt
- Diagnose

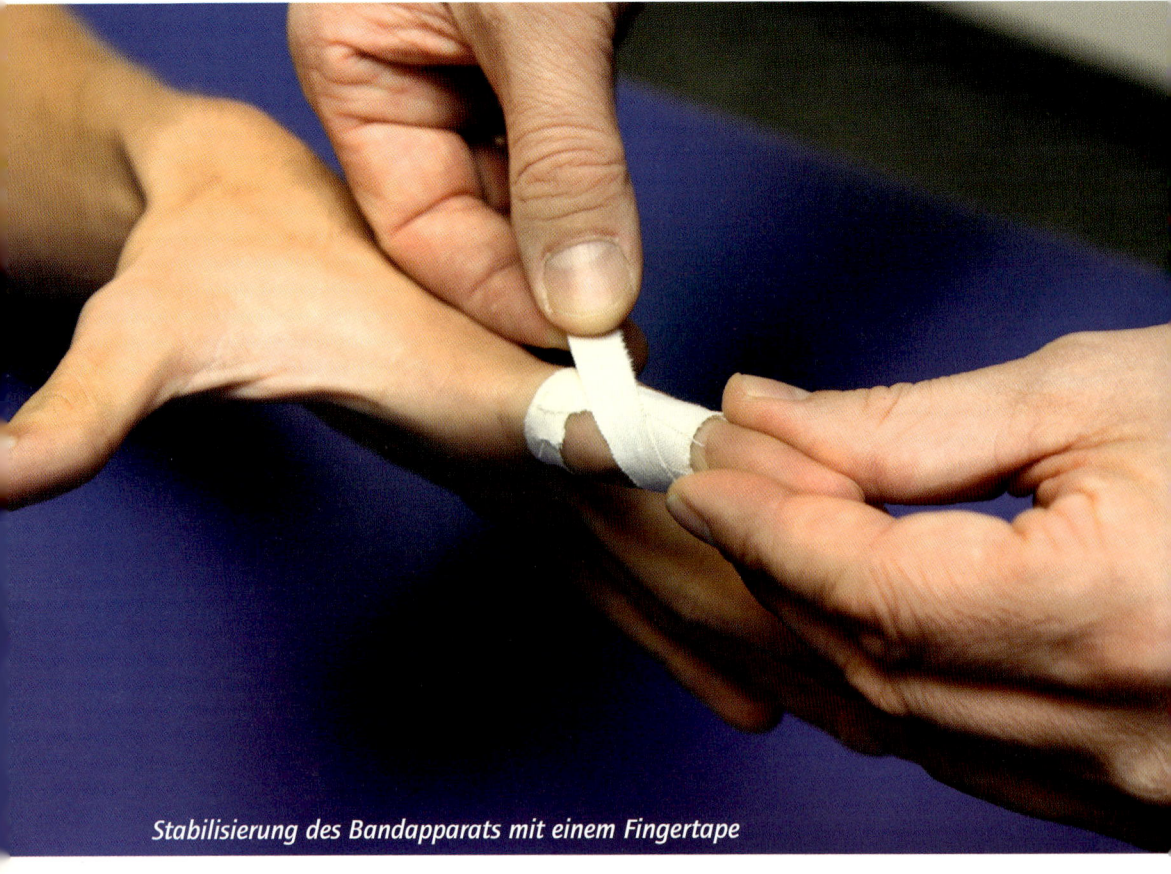

Stabilisierung des Bandapparats mit einem Fingertape

Therapieziele:

- Schmerzlinderung
- Schwellungsabbau
- Hämatomabbau
- Wundheilung des Bandes optimieren
- Frühfunktionelle Belastung ermöglichen
- Beweglichkeitsverluste vermeiden

Trophik	Beweglichkeit	Kraft
Wechselwarme Bäder	Lymphdrainage	
Elektrotherapie		Training der Handfunktion
		Globale Muskelkräftigung
Ultraschall	Manuelle Therapie	

Übersicht: Kapselverletzungen am Finger

1. Symptome

- Bewegungsschmerz
- Druckschmerz
- Schwellung
- Instabilität
- Aufklappbarkeit
- Hämatomverfärbung

2. Untersuchung

- Anamnese
- Palpation
- Funktionelle Tests
- Röntgen

3. Erste Hilfe

- Entlasten
- Kühlen
- Schiene/Verband

4. Behandlung

- Physiotherapie
- Elektrotherapie/Ultraschall
- Manuelle Therapie
- Kinesiologische Tapes

5. Training

- Training im schmerzfreien Bereich
- Trainingsaufnahme in der Sportdisziplin mit Tapes

6. Prävention

- Risikofaktoren beachten und verringern
- Tapes tragen (auch monatelang)

7. Tschollis TIPP

Fingertapes können monatelang notwendig sein. Um die Beweglichkeit der Finger zu verbessern, üben Sie die Beuge- und Streckbewegungen der Finger in wechselwarmen Wasseranwendungen.

Literatur

Buchbauer, J. & Steininger, K. (2004). *Funktionelles Kraftaufbautraining in der Rehabilitation.* München: Urban und Fischer Verlag.

Buckup, K. (1995). *Klinische Tests an Knochen, Gelenken und Muskeln.* Stuttgart: Thieme Verlag.

Bundesamt für Statistik (1994): *Gesundheitswesen.* Poeschel Verlag, Stuttgart

De Morree, J. J. (2001). *Dynamik des menschlichen Bindegewebes.* München: Urban & Fischer Verlag.

Deutsches Rotes Kreuz (1989). *Erste-Hilfe-Handbuch.* Deutsches Rotes Kreuz, Präsidium, Bonn.

Eder, K. & Hoffmann, H. (2006). *Verletzungen im Fußball.* München: Urban und Fischer Verlag.

Eder, K. & Mommsen, H. (2007). *Richtig Tapen – Funktionelle Verbände am Bewegungsapparat optimal anlegen.* Balingen: Spitter Verlag GmbH & Co. KG.

Ehmer, B. (1998). *Orthopädie und Traumatologie für Physiotherapeuten.* Stuttgart: Enke Verlag.

Ehrich, D. & Gebel, R. (2000). *Therapie und Aufbautraining nach Sportverletzungen.* Münster: Philippka Sportverlag.

Engelhardt, M. (2006). *Sportverletzungen.* München: Urban und Fischer.

Frisch, H. (1995). *Programmierte Therapie am Bewegungsapparat.* Berlin: Springer Verlag.

Geiger, L. (1992). *Überlastungsschäden im Sport.* Braunschweig: Friedr. Vieweg & Sohn Verlagsgesellschaft MbH Braunschweig.

Großer, Brüggemann & Zintl (1986). *Leistungssteuerung im Training und Wettkampf.* BLV Verlagsgesellschaft.

Katz, B. (1979). *Nerv, Muskel und Synapse.* Stuttgart: Thieme Verlag.

Kapandji, I. A. (1984). *Funktionelle Anatomie der Gelenke. Band 1: Obere Extremität.* Stuttgart: Ferdinand Enke Verlag.

Kapandji, I. A. (1984). *Funktionelle Anatomie der Gelenke. Band 2: Untere Extremität.* Stuttgart: Ferdinand Enke Verlag.

Kapandji, I. A. (1985). *Funktionelle Anatomie der Gelenke. Band 3: Rumpf und Wirbelsäule.* Stuttgart: Ferdinand Enke Verlag.

Kunz, M. (2003). *Medizinisches Aufbautraining.* München: Urban und Fischer Verlag.

Markworth, P. (1999). *Sportmedizin.* Reinbeck bei Hamburg: Rowohlt Taschenbuch Verlag GmbH.

Menke, W. (2000). *Spezielle Sportorthopädie und Sporttraumatologie.* UTB für Wissenschaft.

Montag, H. J. & Müller-Wohlfahrt, H. W. (2005). *Verletzt... was tun?* Pfaffenweiler: Verlag wero press GmbH.

Peterson, L. & Renström, P. (2002). *Verletzungen im Sport.* Deutscher Ärzteverlag.

Roels, J., Martens, M., Mulier, J. & Burssens, A., Patellar Tendinitis (jumpers knee), *Am J SportsMed 6,* 1978

Schabus, R. & Bosina, E. (2007). *Das Knie, Diagnostik, Therapie, Rehabilitation.* New York: Springer Verlag Wien.

Schmidt, K. L. (1994). *Weichteilrheumatismus und Überlastungsschaden.* Wehr: Ciba-Geigy Verlag.

Sefrin, P., Schua, R. & Kuhnigk, H. (2000). *Notfallmanual.* München: Urban und Fischer Verlag.

Sicotte, J. G. (2002). *Myofasiziale Entspannung.* Stuttgart: Sonntag Verlag.

Siebert, C. H., Breuer, C., Krüger, S. & Miltner, O. (2004). *Tipps und Tricks für den Sportmediziner.* Heidelberg: Springer Verlag Berlin.

Siebert, C. H. & Heinz, B. (2000). *Tipps und Tricks für den Traumatologen.* Heidelberg: Springer Verlag Berlin.

Sielmann, D. (2003). *Meditaping Schmerztherapie.* Norderstedt: Books on Demand GmbH.

Steinbrück, K. (1992). *Sportverletzungen und Überlastungsschäden.* Wehr: Ciba-Geigy Verlag.

Trepel, M. (2004). *Neuroantomie, Struktur und Funktion.* München: Urban und Fischer Verlag.

Treuth, M. S., Ryan, A. S. & Pratley, R. E. et al *Funktionelle Veränderungen im Nerv-Muskel-Apparat unter Kraftbelastungen bei Personen im ....* Rundbrief 1969, S. 19-20 (Quelle: Dok. Sportmed. Lit. Münster, 1/1969, Nr. 15.574) ...

Van den Berg, F. (1999). *Angewandte Physiologie 1. Das Bindegewebes Bewegungsapparates verstehen und beeinflussen.* Stuttgart: Thieme Verlag.

Van den Berg, F. (1999). *Angewandte Physiologie. Band 1: Das Bindegewebe des Bewegungsapparates – Verstehen und Beeinflussen.* Stuttgart: Thieme Verlag.

Vasel-Biergans, A. & Probst, W. (2003). *Wundauflagen.* Stuttgart: Wissenschaftliche Verlagsgesellschaft MbH.

Zittlau, G. & Trzolek, D. (2004). *Die natürliche Sportlerapotheke.* München: Südwest Verlag.

Abkürzungsübersicht

HWS	Halswirbelsäule
BWS	Brustwirbelsäule
LWS	Lendenwirbelsäule
KG	Krankengymnastik
MT	Manuelle Therapie
US	Ultraschall
ET	Elektrotherapie
OSG	Oberes Sprunggelenk
USG	Unteres Sprunggelenk
Flex	Flexion / Beugen
Ext	Extension / Strecken
Kryo	Kryotherapie / Eistherapie
m.	Muskel / Musculus
mm.	Muskeln / Muskuli

Bildnachweis

Coverfoto:	Imago Sportfotodienst GmbH
	© Neliana Kostadinova/Fotolia.com
Covergestaltung:	Sabine Groten, Aachen
Fotos Innenteil:	Fortbildungsakademie Plesch GmbH